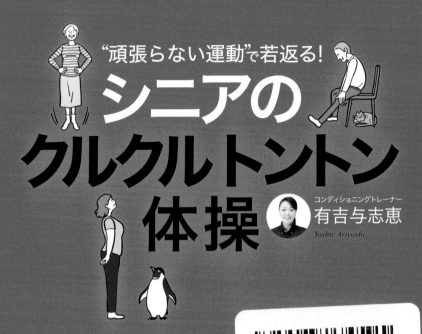

"頑張らない運動"で若返る!

シニアのクルクルトントン体操

コンディショニングトレーナー
有吉与志恵
Yoshie Ariyoshi

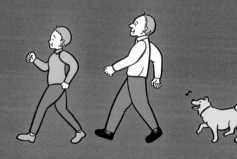

講談社

誤解だらけの運動

「スクワットはやらないで！」
「タオルギャザーは足裏を痛くする」
「足上げ腹筋は腰を痛くする」

　私がシニア指導でいつも伝えていることです。

　この本を手に取った方には、正しい運動をお伝えしたい……と心から思っています。

　世の中に数多（あまた）ある運動は、本当にあなたを元気にしていますか？　運動には科学的な法則があります。その法則を無視した運動は、あなたの身体をさらに老化させたり、変形や痛みにつながります。

　年を重ねると、関節の動きが悪くなったり、身体が思うように動かなくなるのは、筋肉にアンバランスが生じているからです。

　シニア特有の姿勢も筋肉のアンバランスが原因です。こう言うと、「筋肉がなくなるからね〜」という声が聞こえてきそうですが、筋肉はいくつになってもトレーニングによって鍛えることができます。言い換えると筋肉だけが 100 歳になっても若返らせることができるのです。

　年を重ねると、生活の姿勢の癖、座り方・歩き方の癖で一定の筋肉ばかり使ってしまいます。そのことが筋肉の使いすぎを生み、筋肉のアンバランスを招きます。

　正しい運動は、使いすぎている筋肉よりも、使えなくなっている筋肉をトレーニングすることが大切なのです。

スクワットはやらないで！

　歩くときはいつも、もも前の筋肉の曲げ伸ばしの運動をしています。ですから行ってほしいのは、使っていないもも後ろの筋肉の曲げ伸ばしの運動。スクワットを続けていると股関節や膝の変形につながります。

タオルギャザーは足裏を痛くする

　足裏の筋肉には常に体重による負荷がかかっています。立つと体重分、歩くと２倍、階段を降りると５倍、ジャンプすると１０倍もの負荷がかかります。足裏は使いすぎています。タオルギャザーをすると足底筋膜炎につながります。

足上げ腹筋は腰を痛くする

　足上げ腹筋で使う筋肉は、腰と股関節をつなぐ筋肉。これは歩いているときにも、座っているときにも使っている筋肉です。この筋肉は腰骨の裏側についているので使いすぎると腰が痛くなります。

　そうそう、１日１万歩歩いたほうがよいというのも、今では研究によって歩きすぎだということがわかっています。

　正しい運動は、あなたの悩みを必ず解決します。自分にはどんな運動がいいのかを、この本をとおして知ってください。コンディショニングというこの運動は、簡単にできます。

　約束してほしいことは２つ。頑張るのは少し、行うのは毎日少しだけ。そして、年だから無理という心理的な言い訳をしないこと。筋肉はいくつになっても変えられるのですから、言い訳はなしです。

もくじ

2　はじめに　誤解だらけの運動

第1章　今の自分の身体を知りましょう

8　今の自分の身体を知ることから始まります

9　今の身体を知るための3つのモニタリング

9　❶足を見てみましょう。

10　❷長座になってみましょう。

11　❸そのまま万歳をしてみましょう。

12　身体の仕組みを知っておきましょう

13　筋肉がいくつになっても鍛えられるわけ

14　シニアにおすすめのコンディショニングとは？
　　筋肉を元に戻す「リセットコンディショニング」

15　筋肉を正しく動かす「アクティブコンディショニング」

コンディショニングの効果を試してみましょう

16　❶足指が変わります

17　❷膝が伸びます！

18　❸肩の歪みがとれます

19　❹ももの動きがよくなります

シニアコンディショニングの現場から❶

20　300人が集まって、元気にコンディショニング！

22　弥彦の楽ちょこ体操

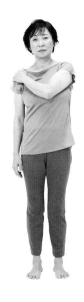

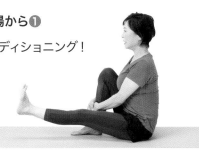

4

第2章 シニアの悩みに応えます

24 多くの人が同じような症状で悩んでいます
26 "背中が丸くなる"のはどうにもならないんでしょうか
28 "膝が曲がって"困っています
30 "股関節が曲がっている"のが気になります
32 "手が上がらない""肩こり"で悩まされています
34 "尿漏れ"で悩まされています

シニアコンディショニングの現場から❷
36 いくつになっても変われます！

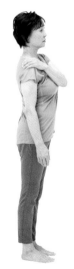

第3章 正しい方法でしっかり行ってみましょう

38 行う前に知っておいてほしいこと
39 より効果を上げるためのポイントは

リセットコンディショニング
40 指分け
41 足首グルグル
42 クルクルトントン
44 胸椎クルクル（センターリセット）
46 腰椎クルクルトントン（センターリセット）
48 肩ブラ
50 前屈肩ブラ
52 ヒップボーンターン
54 首のクルクルトントン

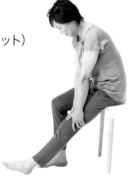

もくじ

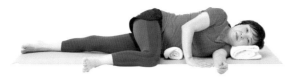

アクティブコンディショニング

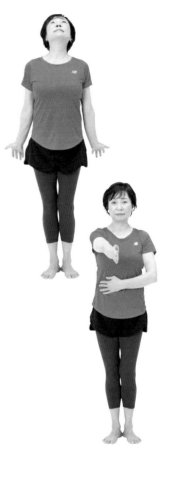

56　脚閉じ呼吸

58　レッグカール

62　膝の上げ下げ（アブダクション）

63　膝の上げ下げ（アダクション）

64　膝伸ばし（ニーエクステンション）

66　膝回旋（ニーローテーション）

68　ペンギン体操（ショルダーブレイドダウン）

70　首伸展（ネックエクステンション）

71　足裏パワーポジション

72　サムライシット

74　回旋（ローテーション）

76　かかと上げ下げ（ストレートカーフレイズ）

78　股関節伸ばし（ヒップエクステンション）

知っておいてほしい

49　❶運動指導者は筋肉のプロフェッショナル

51　❷賢い栄養摂取で若々しく！

77　❸コンディショニングの基本Q&A

78　❹マグネシウム不足に注意しましょう

79　おわりに　健康な人生を手に入れましょう

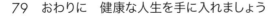

第 **1** 章

今の自分の身体を
知りましょう

より効果を上げるためには、自分の身体の状態を知っておくことが大切です。
自分の身体を観察するモニタリングを行ってみましょう。

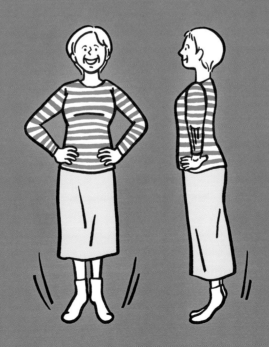

今の自分の
身体を知ることから
始まります

　コンディショニングでは、自分の身体を観察することから始めます。自分に必要な運動を見つけるためです。

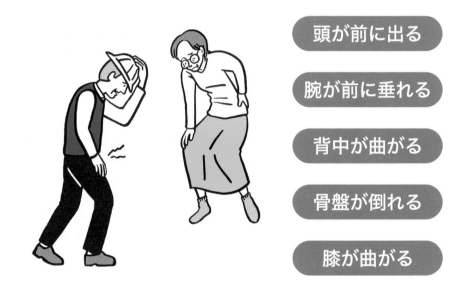

頭が前に出る

腕が前に垂れる

背中が曲がる

骨盤が倒れる

膝が曲がる

　歩くのが遅くなる、まっすぐ歩けない、座ると腰が痛い、歩くと膝が痛い、転びやすくなる、失禁などの悩みも出てきます。

　年を取ると、痛みや失禁は当たり前のようにコマーシャルなどで流れていますが、これらはすべて筋肉のアンバランスが原因ですので、解決できます。年のせいではありません！

　それが進んでいくと、病的な痛みが出たり、変形性関節症などの疾患の発症につながります。

　自分の姿勢の特徴を知り、どこの筋肉が使えなくなって、こんな症状が出ているのかを知ってほしいと思います。

今の身体を知るための3つのモニタリング

まず自分の身体がどうなっているのか、今の姿勢を観察しましょう。この姿勢観察をモニタリングと言います。多くの方に見られる傾向を挙げましたので、自分にも当てはまっていないかチェックしてみましょう。

1 足を見てみましょう。

体操座りのようにして、
足を床にふわっと置きます。

足指の観察です

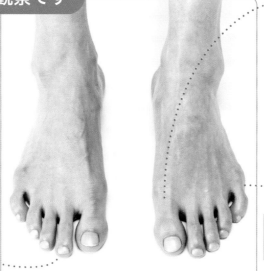

改善ポイント

親指が人差し指に寄っていませんか？
（外反母趾）

改善ポイント

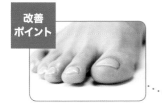

指が浮いていませんか？
（浮き指）

改善ポイント

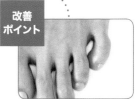

小指が親指側にコロンと倒れていませんか？（内反小趾）
指が曲がっていませんか？（ハンマートゥ）

これらの足指の歪みは

転びやすくなった

歩くのが遅くなった

まっすぐに歩けない（フラフラする）

など 歩くことに大きな影響を与えています。

▶改善には 40、41、71、72 〜 73 ページのコンディショニングを行います

② 長座になってみましょう。

脚を伸ばして、床に座ってみましょう。
まず、床に座れますか？

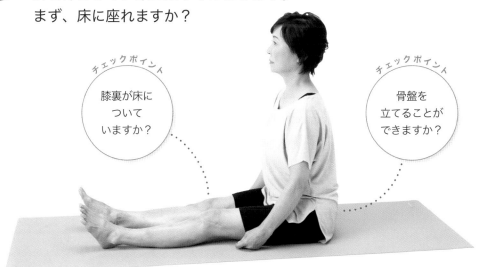

チェックポイント
膝裏が床に
ついて
いますか？

チェックポイント
骨盤を
立てることが
できますか？

床に座れない方は

座れない方は無理をせず
に、椅子に座って確かめ
てみます。
※コンディショニングを
やり続けると座れるよう
になります。

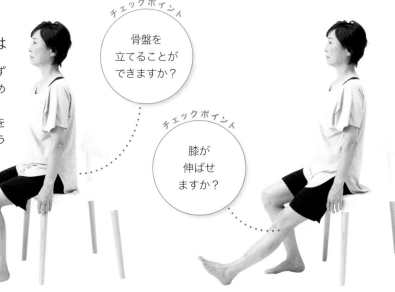

チェックポイント
骨盤を
立てることが
できますか？

チェックポイント
膝が
伸ばせ
ますか？

これらの歪みは

脚の関節の動きが悪くなっています。

背骨（下部）が硬くなっています。

シニア特有の姿勢になっています。

動き全体がシニア特有の動きの悪さにつながっています。

膝痛、股関節痛、腰痛になる可能性があります。

▶改善には 42 〜 43、58 〜 61、64 〜 65 ページのコンディショニングを行います

3 そのまま万歳をしてみましょう。

肩・腕の位置を確認しましょう。
きちんと腕は上がりますか？

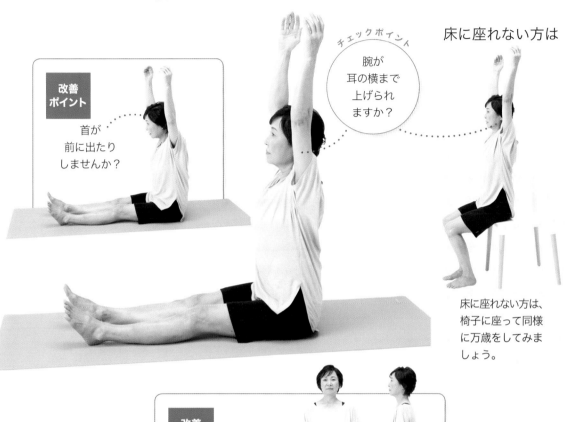

改善ポイント

首が
前に出たり
しませんか？

チェックポイント

腕が
耳の横まで
上げられ
ますか？

床に座れない方は

床に座れない方は、椅子に座って同様に万歳をしてみましょう。

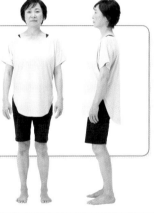

改善ポイント

立つと腕が身体の前にきて、身体から離れ、手の甲が前に向いています。

これらの歪みは

肩や腕の関節の動きが悪くなっています。

背骨（上部）が硬くなっています。

シニア特有の姿勢になっています。

肩の動きの悪さにつながっています。

肩こり・首こりになり、痛みが出る可能性があります。

▶改善には 48 ～ 49、50、68 ～ 69 ページのコンディショニングを行います

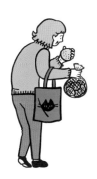

身体の仕組みを
知っておきましょう

　運動は科学です。証明されていることがたくさんあります。ただ残念なことにそれが指導の現場で活かされていないのが現状です。

　冒頭でも書きましたが、身体は年を重ねると筋肉のアンバランスが生じます。それなのに、使っているところを鍛えるという間違った考え方を、未だに多くの指導者が信じているのです。私はこのことにずっと危機感を抱いています。

　使っているところを鍛えるという間違った運動は、やればやるほど筋肉のアンバランスが生じ、それがあるリミットを超えると、関節が曲がったり、動きが悪くなったり、最終的には関節の間を縮めて、関節の変形を招きます。

　「筋力が低下したから……」ではないのです。

　関節は必ずワンペアの筋肉たちで構成されています。ペアの片側だけを使いすぎると、使えていない反対側の筋肉は、動かなくなってきます。使いすぎている筋肉も使えていない筋肉も硬くなります。その結果が歪みです。

　歪みのある関節は、筋力の40％を発揮できなくなっています。筋力が低下したからではなく、力を発揮できない状態になっているのです。

　ですから使えていないところを使うことで、すぐに動きやすくなります。

筋肉がいくつになっても鍛えられるわけ

　「はじめに」で「筋肉はいくつになっても若返らせることができる」と書きました。それはその関節がもともと持っている筋力をきちんと発揮できるようになるという意味です。

　私たちの細胞は 60 兆個あります。その細胞は 1 日で 1 兆個の入れ替えを行います。単純計算すると 2 ヵ月ですべての細胞が入れ替わります。筋肉は 1 ヵ月で 60％が入れ替わり、遅い細胞でも 200 日で入れ替わります。骨は成人で 2 年半。70 歳以上でも **3 年で入れ替わります**（参考　Google Site　人体の細胞更新速度）。また細胞は生理学上 125 歳までは入れ替わるということもわかっています。

　筋肉は 1 ヵ月で半分以上入れ替わるので、正しい刺激の入れ方をすると、きちんといいペースで入れ替わります。また筋肉が正しく動くと骨も刺激されます。

　身体の仕組みを知ると、ご自身の可能性が見えてきませんか？

　高齢になってくると、年を必要以上に意識して、あきらめてしまうことが多いようですが、じつはこのように刺激の入れ方ひとつで身体は再生されるのです。

　これには、どんなものを食べているかも大切です。

　細胞の入れ替わりには、食事がなにより大切です。シニア世代は食が細くなるとよく聞きますが、一番大切な栄養素は、たんぱく質です。

　その吸収には、ビタミンB群を取り入れてほしいと思います。

　消化・吸収も大切です。よく噛んで食べる、レモン水を飲む（胃酸の働き促進）、大根おろしを食べる（ジアスターゼは消化を促進）など工夫して食べ「食事が変われば、細胞も変わる」を実感してください。

筋肉を元に戻す「リセットコンディショニング」

　さて、実際に行う運動ですが、それは「コンディショニング」と言います。コンディショニングという運動は、「**筋肉を整える運動**」です。私たちの身体は、元の状態に戻ろうとする機能を備えています。

　コンディショニングは、その機能を活性化します。

　その一つは、寝返りの原理を再現している「リセットコンディショニング」という方法です。人間は疲労を回復するために毎晩眠ります。そのときに脳は休んでいるのに、「**寝返り**」によって身体は動いています。その動きで筋肉の疲労を回復し、次の日に動けるようにしています。しかし、年を重ねるうちに、睡眠がうまくいかなくなって、寝返りの回数が減っていきます。

　そこで、リセットコンディショニングでは、力を抜いて、**脳が休んでいる状態（＝筋肉を意識することなく）**にして、**関節を動かし**ます。そうすることで、筋肉は元の状態に戻り、**歪みが取れる**ようになります。これは、寝返りの再現。筋肉を意識せずに動かし、弾力を取り戻し、回復された状態になります。

　力を入れないで動かすという、運動っぽくないことを行うのですが、力を入れず脱力して動かすと、関節は驚くほど動かしやすくなります。力を入れずに動かすので、シニアの方たちにも無理なく行うことができます。さらにリセット習慣がつくと、疲れづらい身体も手に入ります。

筋肉を正しく動かす
「アクティブ
コンディショニング」

　もう一つは、使えていない筋肉を正しく動かすという方法です。きつい筋トレはしません。ですので、筋トレとは言わず、「アクティブコンディショニング」と呼んでいます。きつい動きがないので、シニアの方たちも楽しく行えます。

　筋肉が正しく動くように丁寧に身体を動かします。私たちの身体は、生まれてから、立ち上がり、歩けるようになる1歳ちょっとまでに、基本的な身体機能を獲得します。
　その機能が、筋肉のアンバランスにより、少しずつ低下しているのです。ですから、赤ちゃんの頃に行った、無意識のトレーニングを意識的に再現することで、人間の機能的な動きは修復されるわけです。

❶ 息をきちんと吐きます（身体の軸を支える筋肉を強化）
❷ 寝返りをできるようにします（中心軸の獲得＝回旋動作）
❸ 骨盤の動きを獲得します（脚閉じ＝骨盤底筋群の強化）
❹ 立てるようにします（膝・股関節を伸ばす）
❺ 首・肩の動きを獲得します（上半身の正しい姿勢）

　トレーニングは正しく動くことが最も大切です。回数をたくさん行うとか、頑張って力んで動くことは、得策ではありません。結局歪みの大きい身体をつくることになるのです。少しずつでいいので、正しい姿勢で、動かしている筋肉を感じながら、自分の可能性を感じながら、トレーニングしましょう。

コンディショニングの
効果を試してみましょう

足指

実験コンディショニング ❶

が変わります

足指は歩くときに大切な場所で、26個の足の骨でつないでいます。筋肉のリセットを行って整えましょう。

ビフォー

●足の接地が悪い
●小指が倒れている
●指が浮いている・・・・・

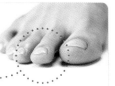

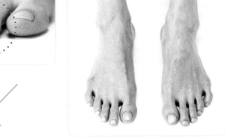

コンディショニング

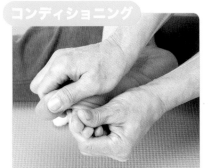

指分け

（40ページ参照）

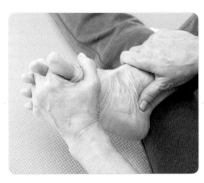

足首グルグル

（41ページ参照）

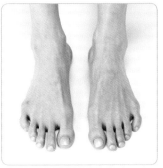

足の指がつくようになります

アフター

●足の接地が変わり、歩き方がよくなります
●足指の変形が徐々に改善されます
●血流がよくなり、足の色が変わります
●つりづらくなったり、むくみにくくなったと感じます

身体の歪みは、まず筋肉のアンバランスを整えるリセットを行い、
そのあとに使えていない筋肉を使うアクティブを行います。

実験コンディショニング ❷
膝 が伸びます！

膝が伸びづらいと、膝をねじって
使うことになります。これが変形の初期。
膝のリセットを行って整えましょう。

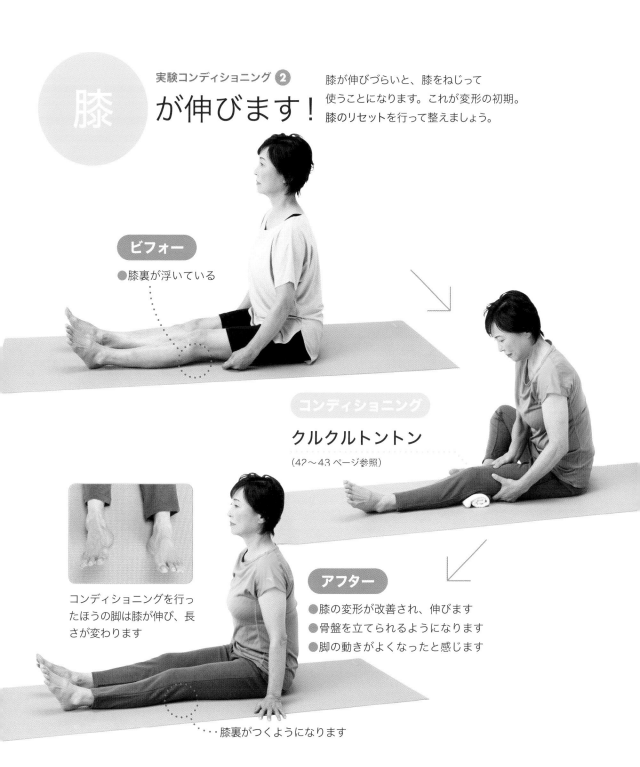

ビフォー
● 膝裏が浮いている

コンディショニング
クルクルトントン
(42〜43 ページ参照)

コンディショニングを行っ
たほうの脚は膝が伸び、長
さが変わります

アフター
● 膝の変形が改善され、伸びます
● 骨盤を立てられるようになります
● 脚の動きがよくなったと感じます

膝裏がつくようになります

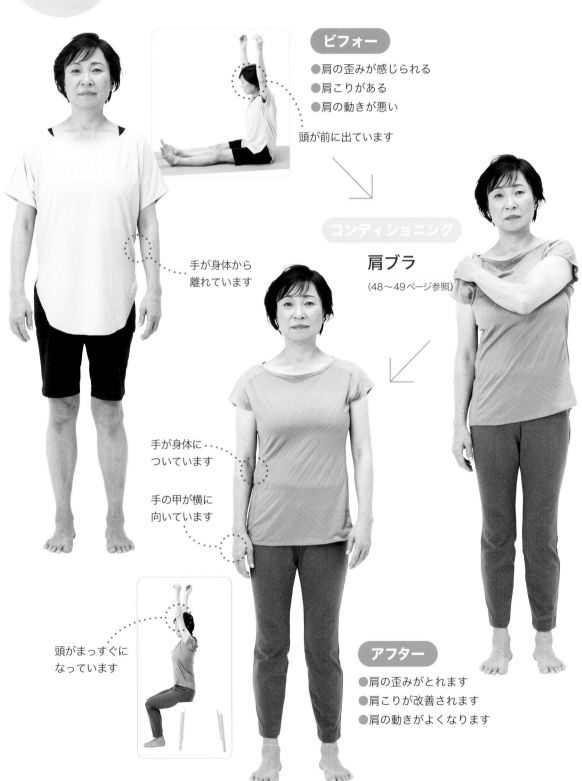

肩 の歪みがとれます

腕は使いすぎると、身体につかなくなります。肩は筋肉依存型の関節。肩のリセットを行ってみましょう。

ビフォー

● 肩の歪みが感じられる
● 肩こりがある
● 肩の動きが悪い

頭が前に出ています

コンディショニング

肩ブラ

(48〜49ページ参照)

手が身体から離れています

手が身体についています

手の甲が横に向いています

頭がまっすぐになっています

アフター

● 肩の歪みがとれます
● 肩こりが改善されます
● 肩の動きがよくなります

もも の動きがよくなります

もも前の筋肉は常に疲れています。
もも裏のトレーニングをすると、
もも前は使いやすくなるのです。

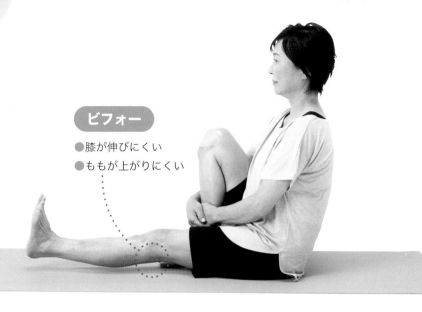

ビフォー

● 膝が伸びにくい
● ももが上がりにくい

コンディショニング

レッグカール

（58～61ページ参照）

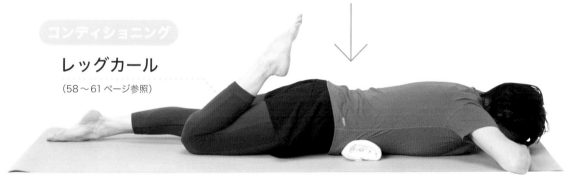

アフター

● 膝が伸ばしやすくなります
● ももが上がりやすくなります

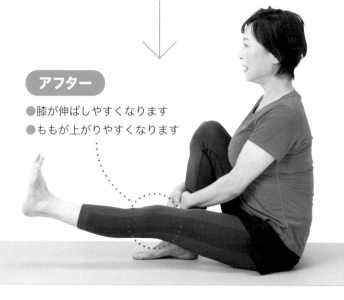

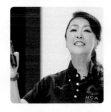

300人が集まって、元気にコンディショニング！

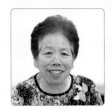

「長年、同じ姿勢で農作業をしていたので、背中が丸くなって……。もうしょうがないとあきらめていましたが、体操を始めたら、だんだん姿勢がよくなってきて、本当にうれしいです」

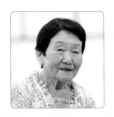

「簡単にできるので、家でもやっています。テレビを見ながらやることもあります」

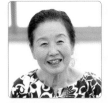

「身体が楽になったような気がします。周りにも元気そうになったと言われます。いくつになっても始められるのがいいですね」

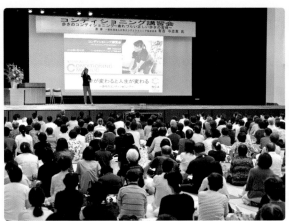

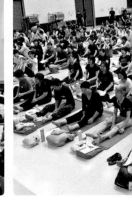

"女きみまろ" と言われる先生の楽しいトークには、健康について、運動について大切なポイントがこめられ、皆さん熱心に聞き入っています。

2012年から新潟県弥彦村を中心に行っている、シニア向けのコンディショニング。

今回の本のモデルでもあり、日体大の先輩でもある藤口理恵子さんなどが中心に行っています。

2015年からは有吉先生自身も新潟へ出向き、1年に一度、300人ほどの方に講習、直接指導を行っています。

この日のテーマは「歩きが変わると人生が変わる」。

健康寿命を延ばすため、どんなことに気をつけるのか、どんな運動をするのかを、具体的な話を盛り込んで、わかりやすく、面白く伝え、笑いの絶えない講習会です。

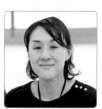

「激しいスポーツではなく、少しの時間でもできて、見た目も変わるので、皆さん続けられているようです」

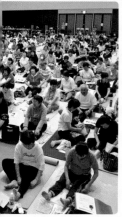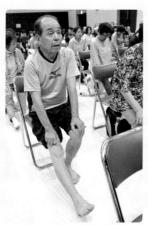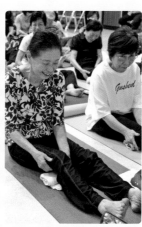

コンディショニングを行ってみて、身体の変化に驚くことも。
先生のアドバイスを聞きながら、熱心に行っています。

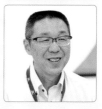

「膝が痛くて困っていましたが、続けていたら、よくなりました。O脚もよくなりました。効果を感じるので、毎日続けています」

この講習会を楽しみにしている方も多く、

先生を見かけると

「ほら、こんなにできるようになった」とか

「背中がだいぶ伸びた」など、

日頃のコンディショニングの成果を伝える人の姿も見られます。

こうして生の声を聞くことで、

シニア用のコンディショニングは改良を重ねて、

床に座るのが難しい方のために椅子を利用したり、

スタートの姿勢を変更したりと、

より多くの方ができるように進化を続けています。

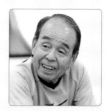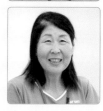

「姿勢がよくなって、去年より身長が伸びたとおっしゃる方も。楽しみながらやっていらっしゃる方が多いですよ」

弥彦の楽ちょこ体操

弥彦村では 2012 年からシニア向けにコンディショニングの指導を行っています。
ここで紹介する 5 つのコンディショニングがその主なもの。
多くの方から「若返った」「身体が楽になった」という声が。

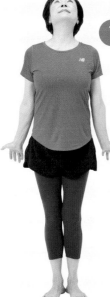

1 ペンギン体操
【ショルダーブレイドダウン】

日常生活では、前屈みの姿勢が続き、背中が丸くなりやすい。前側（胸）は使いすぎて縮み、後ろ側（背中）は伸びたままになっています（68 〜 69 ページ参照）。

コンディショニングを行うと…… 背筋が伸びて、呼吸が楽になり、腕の位置が正しくなります

2 回旋体操
【ローテーション】

背中の動きが悪いと振り向くときなど、腰に負担がかかり、腰痛の原因にもなります。呼吸も浅くなり、姿勢も悪くなってしまいます（74 〜 75 ページ参照）。

コンディショニングを行うと…… 振り向きやすくなり、歩きが楽になります

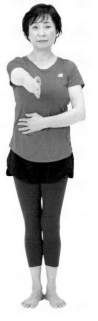

3 もも裏
【レッグカール】

ももの裏側の筋肉はほぼ使えていません。歩幅が小さくなり、すり足歩行になりやすく転倒につながる恐れも（58 〜 61 ページ参照）。

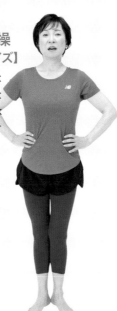

コンディショニングを行うと…… 歩幅が広くなり、歩きが楽になります

4 内もも・おしり体操
【ストレートカーフレイズ】

内もも、お尻の筋肉が使えないと膝と股関節が不安定になります。軸が安定すると身体を楽に動かすことができます（76 ページ参照）。

コンディショニングを行うと…… 膝が伸び、軸が安定しやすくなります

5 もも前体操
【ニーエクステンション】

ももの前側の筋肉がしっかり働かないと膝や股関節、腰に負担がかかります。膝が曲がることで変形性膝関節症など痛みの原因にもなります（64 〜 65 ページ参照）。

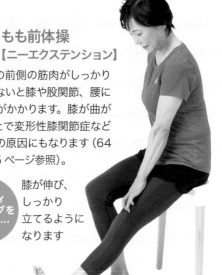

コンディショニングを行うと…… 膝が伸び、しっかり立てるようになります

第 2 章

シニアの悩みに
応えます

"背中が丸くなった" "腰痛" "膝痛" "股関節が曲がっている" "肩こり" "尿もれ" などが
多くのシニアの抱える悩み。症状別のコンディショニングをアドバイスします。

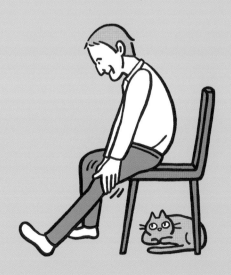

多くの人が同じような
症状で悩んでいます

　シニアになってくると、共通に出てくる悩みがあります。「筋肉は人生の履歴書」と常々お伝えしているのですが、その方の動き方の癖が、その方の身体の不調に表れているのです。

　その不調の代表は「痛み」です。痛みを訴える方に、いつ痛くなりましたか？　何かきっかけはありましたか？　とお聞きすると、ほとんどの方は具体的には覚えていないのです。病院に行くと「年だからね。気をつけてね。痛み止め飲みますか？」と言われるんだそうです。ですから痛みがあっても整形外科には行かないという方も多くいらっしゃいます。痛みは、私たちシニア指導者の範疇ではなく、医師の診察の領域だとも思いますが、シニア特有の痛みのほとんどは、筋肉のアンバランスが原因です。

　ただ自己判断はしてほしくないのが以下の痛み。

❶ 寝ていても痛い（夜間性疼痛）
❷ 動いていないのに痛い（安静時疼痛）
❸ 腫れている、熱感がある（炎症反応）
❹ 感じたことのない鋭い痛みがある（重症化の可能性）
❺ 痺れを伴う痛みがある（脳や神経の症状の可能性）

　こんな場合は必ず一度は病院へ行きましょう。そして自分がどんな状態になっているのかを確かめることは重要です。

　慢性的な痛みはコンディショニングの出番です。慢性的な痛みというのは腰痛、膝痛、股関節痛、肩の痛みでしょうか。

首や肘や足首、足の裏が痛いという方もいます。この方々全員に言えることは、身体の歪みがあることです。歪みを少しでも改善することは、痛みの予防になります。

歪みが高じると、関節の間が狭くなり、関節同士がぶつかって、変形性の関節症となってしまいます。また背骨が歪んでくると、脊柱管狭窄症、ヘルニア、圧迫骨折という状態になります。どれも手術をすすめられるパターン。こうなる前に歪みを改善したいのです。

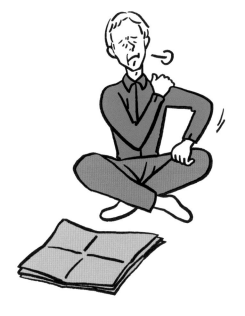

歪みのある身体は、関節の動きが悪くなって、日常の動きが悪くなります。そこで一番怖いのが転倒です。神経系の反応の悪さも手伝って、転倒⇒骨折⇒手術。手術になると、その後、寝たきりになってしまう可能性があります。これは最も避けたいことですね。

私のところにいらっしゃるシニアたちは、元気な方もたくさんいて、その方々は「年寄りくさい姿勢は嫌！」と、姿勢の改善に取り組んでいらっしゃいます。美的感覚も鋭く、「えっ……そんなご年齢なのですか？」とびっくりするほど若々しい方もいます。

コンディショニングを続けていて「若返ったわねぇ～」と言われたと喜んでくださるのは、決まって姿勢がよくなった方々です。

姿勢の歪みは、シニアのさまざまな不調の原因だったり、心理的な老化の原因であったりします。コンディショニングはこの歪みを改善することでシニア特有の不調改善を狙います。

次のページからは各症状別のお話をします。

25

"背中が丸くなる"のは
どうにもならないんでしょうか

　シニアと言えば、背中が丸くなった姿勢を思いうかべる方も多くいると思うのですが、この姿勢には、いくつかの特徴があります。

❶ 頭が前方へ出ていて、寝ると顎をつき上げたようになる
❷ 腕が前に出ている
❸ 骨盤が後ろに倒れている（股関節曲がり、膝曲がり）

　本当に背中が丸くなっている方は少ないのですが、シニア特有の背中が丸い方は、この3つが同時に起きている方です。

　こういう方は、腰痛、背骨の変形症（狭窄、ヘルニア等）が起きてしまう可能性もあります。

　こういう方には背骨周りの筋肉のリセットをおすすめしています。背骨は常に重力に逆らっている状態です。これらの筋肉は12枚の筋肉から成り立っていて、人によって硬くなっている場所が違います。

　センターリセットというコンディショニングをやってみて、どこをリセットすると楽かを感じていただきたいのです。

　強化するべきは、背骨をつなぐ筋肉で奥にある多裂筋という筋肉です。この筋肉には、背骨を支えるという働きがあります。これは息を吐いたときに働く、軸を支える筋肉です。この筋肉は、中心軸をつくる筋肉でもあるのです。背骨の姿勢改善には必須な筋肉です。

　そのトレーニング法は、呼吸＝息を吐くことです。息を吐くことで、強化できます。日頃きちんと息を吐けているかは、声の大きさでわかります。時には大きな声で歌ってはいかがでしょうか。

"背中が丸くなっている" で悩んでいる方は
このコンディショニングで改善します

リセットコンディショニング

手や脚を動かすことで、背骨周りがリセットされます。両手を上げ下げする。両脚を揃えて、膝を小さく左右に振ります。膝を持ち上げ前後に小さく動かします。

センターリセット

（44〜47ページ参照）

胸椎トントン

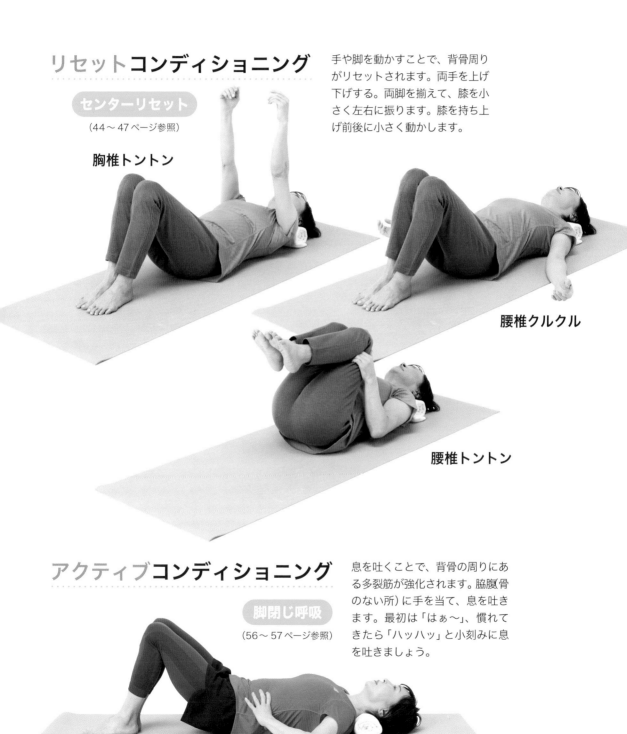

腰椎クルクル

腰椎トントン

アクティブコンディショニング

息を吐くことで、背骨の周りにある多裂筋が強化されます。脇腹（肋骨のない所）に手を当て、息を吐きます。最初は「はぁ〜」、慣れてきたら「ハッハッ」と小刻みに息を吐きましょう。

脚閉じ呼吸

（56〜57ページ参照）

"膝が曲がって"
困っています

　日本人は膝痛、変形性膝関節症が多いというデータがあります。日本人は骨格的に曲がりやすい、屈筋群が強いというのが特徴。膝曲がり、股関節曲がり、腰曲がりです。

膝は一番大きな関節
膝の関節は、いつも伸びていたい
膝は、股関節やつま先にも影響を与える

　膝曲がりがあると、膝下の筋肉の使い方に影響を与え、足首が安定しなくなります。また、膝曲がりは股関節にも影響を及ぼし、股関節が内側に向く内旋という状態を作ります。

　立ったり、歩いたりするときに、姿勢を安定できないのは、膝曲がりが原因です。膝が曲がっている状態では、膝が捻れて動くことになります。そうすると姿勢が安定しないばかりか、膝には大きな負担がかかります。これが膝痛の原因、股関節内回し、膝下外回しです。膝の関節に捻れという負担がかかり、膝の関節の隙間を狭くします。そして骨同士がぶつかる……これが変形性膝関節症の原因です。

　この改善には、膝の関節周りの筋肉のリセットと、膝関節を伸ばしたまま保てる筋トレがおすすめ。シニアの筋トレは、まずは動きづらくなっている筋肉を、こんなふうに動くんだよと、動き方を思い出させます。

　負荷をかけるのではなく、動き方を思い出させるように、筋肉を触りながら動かします。負荷をかけすぎたり、大きな力を出すと、余計な筋肉に力が入ってしまい、効果が出なくなります。

"膝が曲がっている" で悩んでいる方は
このコンディショニングで改善します

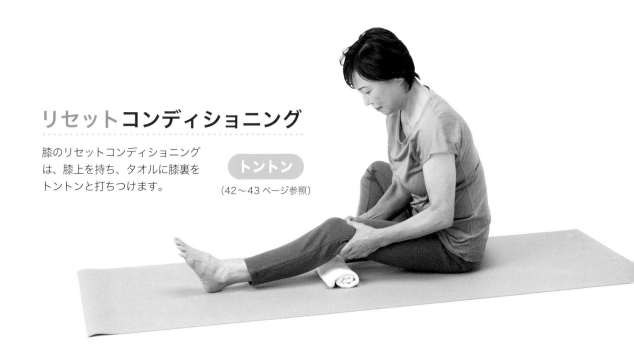

リセットコンディショニング

膝のリセットコンディショニング
は、膝上を持ち、タオルに膝裏を
トントンと打ちつけます。

トントン

（42〜43 ページ参照）

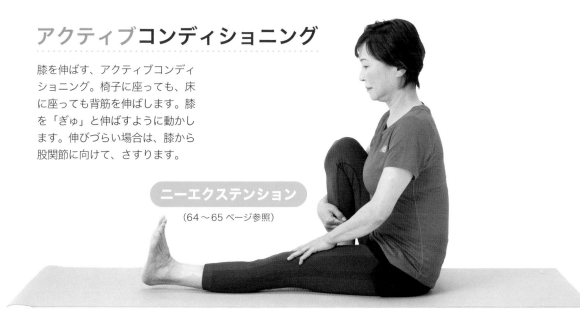

アクティブコンディショニング

膝を伸ばす、アクティブコンディ
ショニング。椅子に座っても、床
に座っても背筋を伸ばします。膝
を「ぎゅ」と伸ばすように動かし
ます。伸びづらい場合は、膝から
股関節に向けて、さすります。

ニーエクステンション

（64〜65 ページ参照）

"股関節が曲がっている"のが気になります

　股関節が曲がっている方は、骨盤が後ろに倒れていることが多いです。ちょっと腰が引けているような姿勢。これも日本人にとても多い姿勢です。股関節が曲がると、股関節は内回しになります。

股関節は曲がりやすい（屈曲：お尻が出たような姿勢）
股関節が曲がると、脚は内回しになり、股関節がつまりやすい
股関節が曲がると、膝に負担がかかる

　股関節が内回しになると、股関節は骨盤と大腿骨の距離が近くなり、長く続くと、骨同士がぶつかり、変形性股関節症へと進んでしまう場合もあります。膝曲がりが先か股関節曲がりが先かは個人差ですが、どちらの改善を行うことが、姿勢がよくなることにつながるかは、自分でやってみて選びましょう。股関節曲がりは、腰にも影響を与えますので、股関節の歪みをほうっておくと、腰痛になる可能性もあります。

　脚の使い方の癖は、もちろんリセットも大切ですが、多くの筋肉が関わっているので、アクティブ（筋トレ）をきちんと行う必要があります。大きな筋肉の癖、長年の癖を改善するためには、筋肉をきちんと使える状況を取り戻すことが大切です。

　回数も多めが必要。20〜50回です。最初は正しく行うために、少ない回数で、区切りながら行います。慣れてきたら、回数を増やしていきましょう。身体の改善には、法則があります。その法則を知り、意識して取り組んでいくことが大切です。

"股関節が曲がっている" で悩んでいる方は
このコンディショニングで改善します

リセット**コンディショニング**

股関節・膝のリセットには、この
クルクルトントンが鉄板。ポイン
トは、脚の力を抜く、手で脚を持
って動かすことが大切です。

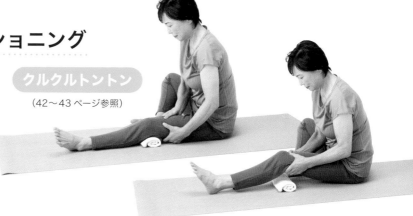

クルクルトントン

（42〜43 ページ参照）

アクティブ**コンディショニング**

股関節曲がりには、たくさんの筋
肉が関わっていますので、その筋
肉に合わせた筋トレが必要になり
ます。どの筋トレが歪みを整えて
くれるのか、行ってみて効果のあ
るものを継続しましょう。

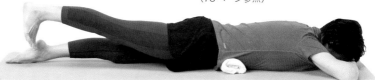

股関節伸ばし（ヒップエクステンション）

（78ページ参照）

もしくは

レッグカール

（58〜 61 ページ参照）

膝の上げ下げ（アブダクション）

（62ページ参照）

膝の上げ下げ（アダクション）

（63ページ参照）

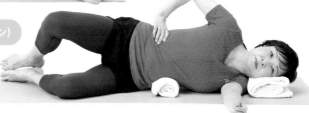

"手が上がらない" "肩こり" で悩まされています

　肩は、筋肉依存型の関節と言われています。鎖骨・肩甲骨・上腕骨・背骨が関係していて、17枚の筋肉が関係し合っています。腕の動かし方で、肩甲骨や鎖骨、背骨の動きにも癖が出てきます。

肩は筋肉依存型の関節
肩・腕の動きは背骨や首にも影響を与える
シニア特有の姿勢は肩・腕の動きが原因

　シニア特有の丸い背中は、腕の使い方が原因と言っていいのです。
　肩こりという症状は、17枚の筋肉の使い方のアンバランスで起き、筋肉が硬くなって血行不良を起こした結果、ハリ感やこりを感じるのです。それが進むと、炎症が起き、ある日突然、腕が上がらなくなったりします。五十肩なんて呼ばれている「肩周囲炎」という疾患です。
　肩周囲炎と呼ばれているように、どこに原因があるのかわからないようです。病院に行っても「時間が薬」と言われたり、リハビリしてもなかなかよくならないことが多いようです。
　コンディショニングではこのような状態になる前に、肩の癖を改善したいと考えます。肩は腕を前に出し、肘張り、内回しにする動作を繰り返しています。これらの動きをする筋肉は使いすぎ。腕を後ろに引き、肘を締め、外回しにすれば使えていない筋肉は使えるようになります。
　しかし腕は毎日使うので、癖は根強く残ります。毎日少しの時間でいいので、コンディショニングを行うことが大切です。

"手が上がらない" "肩こり" で悩んでいる方は
このコンディショニングで改善します

(48〜49 ページ参照)

リセット**コンディショニング**

肩のリセットは腕の力を抜いて意識を指先に向けて、動かすことが大切。この力を抜く「脱力」は少し練習が必要です。最初は、身体を前に倒して行うと力が抜けやすくなります。お試しください。

（50ページ参照）

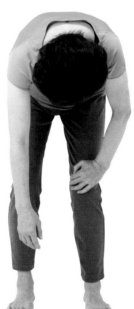

アクティブ**コンディショニング**

このトレーニングは、いつもとは真反対の動きを一気に行う方法です。肩を外回し、腕を後ろに引き、内側に近づけます。顎を上げているのは、首の後ろの筋肉が、肩甲骨に影響を与えるからです。

ペンギン体操（ショルダーブレイドダウン）
（68〜69 ページ参照）

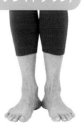

"尿漏れ"で
悩まされています

　尿漏れは正式には「尿失禁」と言います。これは女性に多い症状ですが、男性では便を漏らしてしまう「便失禁」の方もいます。

尿漏れの原因は骨盤底筋群が使えていないから
骨盤底筋群は息を吐くことでトレーニングできる
骨盤底筋群は脚を閉じて座ることでトレーニングできる

　原因は、いくつかあります。週に数回尿漏れがあったり、トイレに行く回数が増えたり、気になるようになったら、専門医に相談しましょう。

　最近では尿漏れパンティや男性用のパッドなどの宣伝も多くあり使用している方もいらっしゃると思いますが、精神的老化になってしまいますので、まずは、予防をすることをおすすめします。

　40名ほどの方にシニアコンディショニングの指導をしていたときのことです。目標は別だったのですが、2ヵ月くらいたったある日「おしっこ問題解決しました」と報告をいただいたのです。アンケートに「おしっこ問題解決した方は✿ください」とお願いしたところ、100%に近い方が✿をつけてくださいました。

　思い当たったのは、骨盤底筋群強化のコンディショニングでした。骨盤底筋群は骨盤・股関節を支える筋肉で、排便・排尿などにも関係している筋肉です。日常生活の中で、意識をしても脚を閉じて座れない方、座っているときに気がつくと脚が開いている方は、骨盤底筋群の働きの獲得トレーニングが必要です。

"尿漏れ"で悩んでいる方は
このコンディショニングで改善します

リセットコンディショニング

骨盤周りの筋肉のリセットです。骨盤は、股関節の動きを受けて、動きます。脚の使い方で左右差が生じます。それも尿漏れの原因です。脚が行うすべての動きを行うことで骨盤周りのリセットができます。

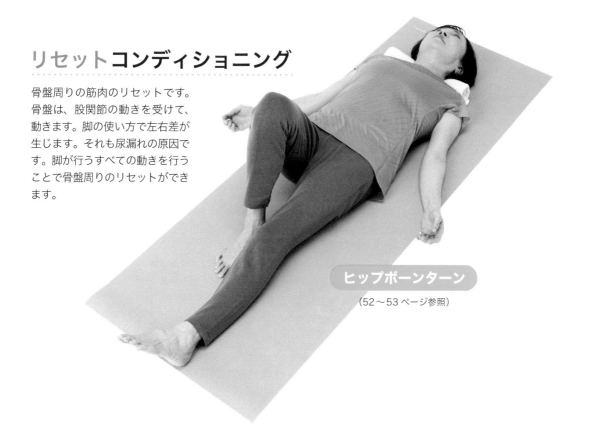

ヒップボーンターン

（52〜53 ページ参照）

アクティブコンディショニング

骨盤底筋群の筋トレは呼吸です。脚をしっかり閉じた状態で息を吐くことで、骨盤底筋群に刺激が入ります。「ちょっとおしっこを我慢する」ように意識をして息を吐きます。

脚閉じ呼吸

（56〜57 ページ参照）

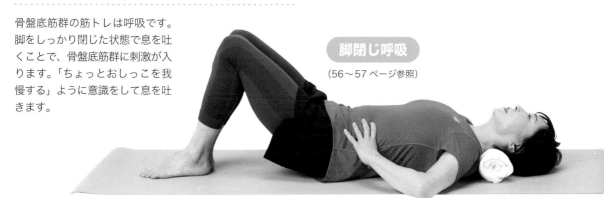

いくつになっても
変われます！

シニアの多くの方が切実に願っているのが「いくつになっても自分の足で普通に歩き続けたい」。その願いをかなえるため、コンディショニングを始めた伊藤和子さん（82歳）。無理なく続けられるので、気がつくともう3年。見た目の変化も感じられ、「若返った」と言われることもあるとか。

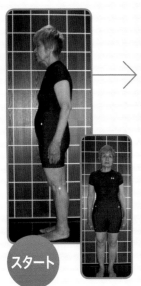
スタート

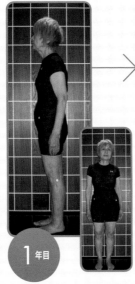
1年目
身体のラインが
すっきりしてきました。

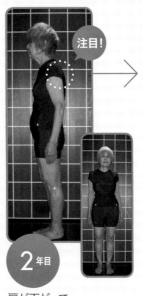
注目！
2年目
肩が下がって、
腕がいい位置に。

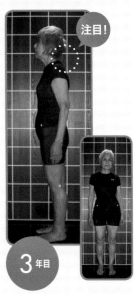
注目！
3年目
頭の位置が自然に背骨の上に。顎を上げなくてもバランスよく立っています。

ふだん行っている
主なコンディショニング

リセット
センターリセット（胸椎クルクル・腰椎クルクルトントン）
クルクルトントン
首のクルクルトントン

アクティブ
回旋（ローテーション）
ペンギン体操（ショルダーブレイドダウン）
レッグカール

注目は頭の位置と腕です。頭が前に出ている姿勢のバランスをとろうと、腕を後ろに引き、肘を曲げバランスをとっていました。筋肉で支えられるようになり、頭が背骨の真上にのってきたことで肩、腕も正しい位置に。ややシニア特有の姿勢だったのが、ぐっとよくなっています。骨盤を立てて座れるようになってきました。「いくつになっても筋肉は鍛えられる」が証明され、姿勢がよくなったことでぐっと若返って見えます。
「頑張らなくてもいい運動なので、自然に続けられています。身体も楽になり、見た目も変わったのがうれしいです」と伊藤さん。

第 **3** 章

正しい方法で
しっかり行ってみましょう

シニアにおすすめのコンディショニングを紹介します。
気になる悩みのものから始めてみましょう。

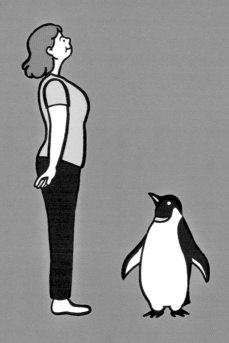

行う前に知っておいて
ほしいこと

コンディショニングは、簡単でいつでもできる運動方法です。

コンディショニングを行うときには、3つの大切なことがあります。

知 識　　意 識　　無意識

知 識 は、何のためにやる運動なのか？

自分にはどの運動をやる必要があるのか？

と脳を活性化させ、自分の身体のことを知ってほしいのです。

これが、自分の可能性を感じ、やる気にもつながります。

意 識 は、自分に必要な運動を1日のどのタイミングで行うのか、

大切なことを意識しながら行う。

この意識的な行動は、身体を変えるためには、大切な行為です。

無意識 は、最初は意識しながら行うのですが、

気づくと無意識に習慣化している。

この習慣化までのプロセスは、シニアの方々だけでなく、すべての運

動の基本と言えることです。

　私たちの身体は、年を重ねれば重ねるほど、動きの癖が染みついて、

それが筋肉のアンバランスを生んでいます。だから、その動き方の癖

を改善するには、習慣化することが最も大切であることを知ってほし

いのです。

より効果を上げる ための ポイントは

リセットコンディショニングのポイント

リセットコンディショニングは寝返りの原理の応用です。力を抜いて関節を動かし、筋肉を元の状態に戻します。

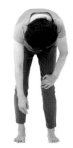

ポイントは

① 脱力する　力を抜くためにタオルなどを使う
　　壁・椅子などにもたれる
　　寝た状態で行う
② 小さく動かす　力を抜いた状態で関節を動かす
　　動かす関節には意識を向けない

アクティブコンディショニングのポイント

アクティブコンディショニングは筋トレです。筋トレはきちんと意識しながら行うことが大切です。

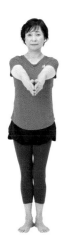

ポイントは

① 中心軸を意識する
② 正しいフォームを意識する
③ 息を吐きながら動かすことを意識する
④ 使いたい筋肉を意識する
⑤ 正しい動き方を意識する

リセット
コンディショニング

指分け

足指は「立つ」「歩く」を支えてくれる大切な場所です。シニア世代になると、指の変形が増えてきます。指が変形すると、足の裏が硬くなり、つったり、足底の痛みにつながります。また歩くのが遅くなったり、転びやすくなるのも足指が原因です。

一番の悩みは
....
転びやすくなった。歩くのが遅くなった。足底の痛み。

> TVを見ながら、椅子に座っているとき、お風呂の中で行うのもおすすめです。

スタート　脚を伸ばして座り、膝の下にタオルを入れます。
膝の上に、反対の足をのせます（膝のお皿の上にはのせない）。

座りにくければ

椅子に座って行ってもOK。写真のように、膝を立て、その下から足を出して行ってもいいです。足の下にタオルを置くと力が抜けます。

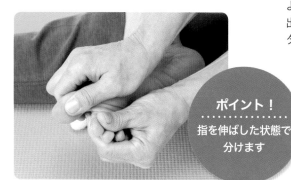

ポイント！
....
指を伸ばした状態で分けます

① 足指の腹に手の親指の腹を当て人差し指で足指の関節を伸ばして指を持ちます。指を一本一本丁寧につけ根から広げていきます。

こんな効果が

- ●足指の変形の改善
- ●足裏の接地の安定
- ●歩きの改善
- ●転びにくくなる
- ●冷えの改善
- ●つらなくなる

リセットコンディショニングは、筋肉を元々ある状態に戻す方法です。寝返りの原理を応用しているもので、筋肉を意識せずに動かしていきます。使いすぎている筋肉も、使えていない筋肉も硬くなっていますので、リセットは必ず行います。

足首グルグル

足首グルグル＝足首回しは、足指の筋肉やふくらはぎ、すねの筋肉のリセットです。足首の動きは、歩く際に、地面を蹴る大切な場所です。シニア世代がすり足のように歩き、転びやすくなるのは、足首の動きが悪くなっているから。指分けと一緒に行います。

一番の悩みは
転びやすくなった。歩くのが遅くなった。足底の痛み。

座りにくければ

椅子に座って行ってもOKです。写真のように、膝を立て、その下から足を出して行っても。足の下にタオルを置くと力が抜けます。

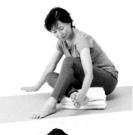

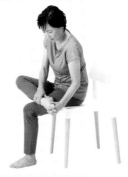

スタート
脚を伸ばして座り、膝の下にタオルを入れます。膝の上に、反対の足をのせ、手の指を足の指のつけ根まで入れます。

ポイント！
手と足の指をしっかり組みましょう

① くるぶしのところに、親指を添え足首を回します。つま先が、すねに近づくように回します。反対にも回しましょう。

こんな効果が
- 足裏の接地の安定
- ふくらはぎの柔らかさ
- 歩きの改善　●転びにくくなる
- 冷えの改善　●つらくなくなる

クルクルトントン

股関節と膝関節のリセットです。股関節周りの16枚の筋肉と、膝関節周りの13枚の筋肉のリセット。歩くのに大切な筋肉です。癖も多く出るために変形性関節症の原因になる筋肉です。リセットを丁寧に行うと予防することができます。

> TVを見ながらや、寝る前に布団の上で行うのもおすすめです。

一番の悩みは
....
転びやすくなった。歩くのが遅くなった。膝・股関節の不調。

スタート 片脚を伸ばして座り、膝の下にタオルを入れます。膝の上を両手で持ちます。壁などに背をもたせかけても大丈夫です。

① クルクル

ももをクルクルと回すように動かします。手で脚を引き抜くように動かします。内ももや外ももを押さえながら動かすと筋肉の改善が早いです。

② トントン

手で脚を持ち上げ、膝裏をタオルにたたきつけるように動かします。膝上を押さえながら行うと、膝がしっかり伸びるようになります。

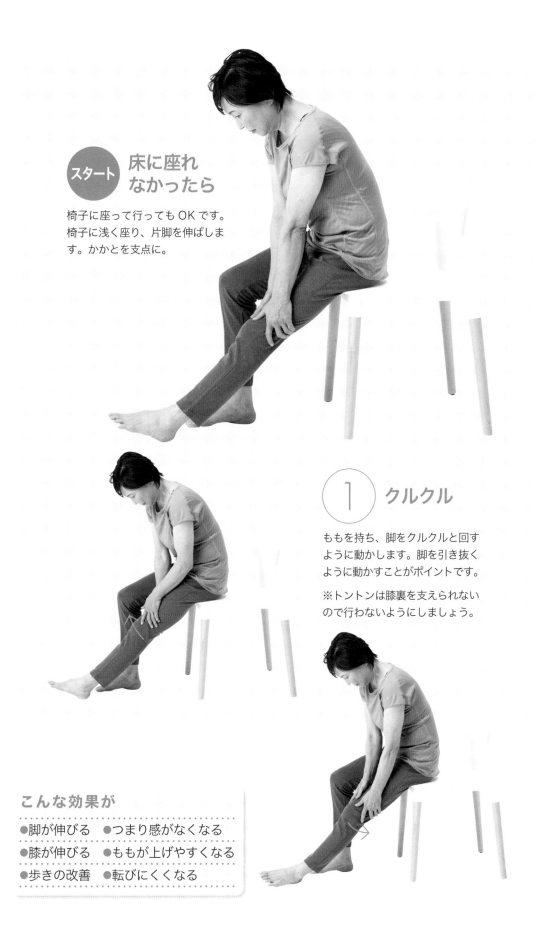

スタート 床に座れ
なかったら

椅子に座って行っても OK です。
椅子に浅く座り、片脚を伸ばしま
す。かかとを支点に。

① クルクル

ももを持ち、脚をクルクルと回す
ように動かします。脚を引き抜く
ように動かすことがポイントです。

※トントンは膝裏を支えられない
ので行わないようにしましょう。

こんな効果が

●脚が伸びる　●つまり感がなくなる
●膝が伸びる　●ももが上げやすくなる
●歩きの改善　●転びにくくなる

胸椎クルクル （センターリセット）

背骨周り、上部のリセットです。背中が丸くなったと言われる姿勢、猫背の原因がこの背骨の上部の硬さです。腕を動かすことで、背骨が動きますので、腕の位置を動かしながら気持ちのいい場所を見つけましょう。

一番の悩みは
背骨が硬くなった気がする。背が縮んだ。背中が丸くなった。

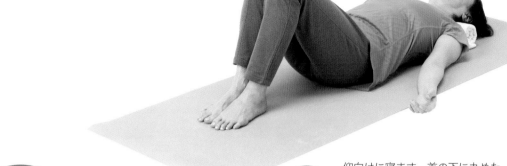

ポイント！
脱力して、手を動かしてみましょう

スタート
仰向けに寝ます。首の下に丸めたタオルを入れます。肩が浮いている場合は肩の下にもタオルを入れ、脱力した状態を作ります。

① 腕を上げ、指先の力を抜きます。天井方向に、両腕を同時に上げたり下ろしたりを繰り返します。肘を伸ばしたまま行います。

② 腕の角度を、垂直から、徐々にお腹側に下げていきます。腕が動き、肩甲骨が動き、背骨が動きます。腕の動きを意識しましょう。

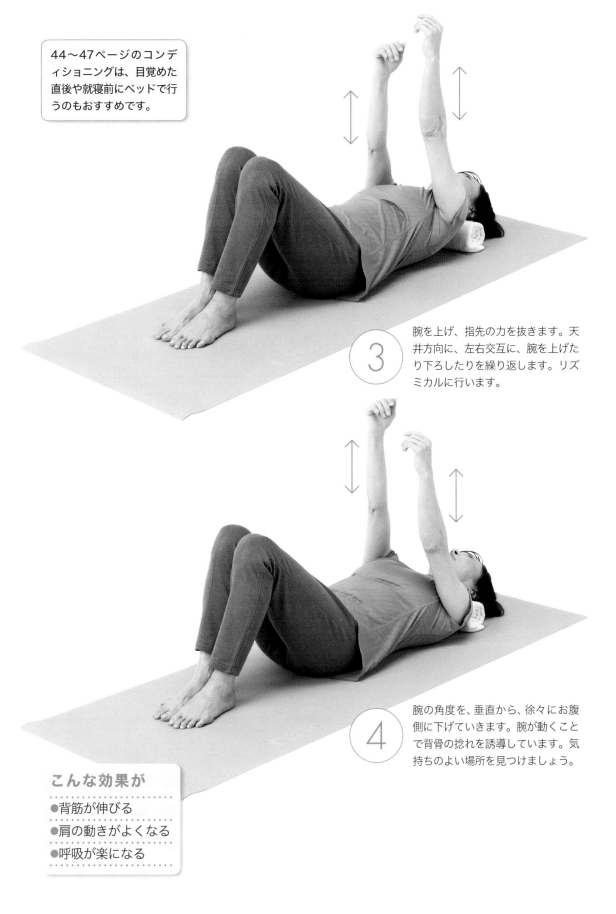

44〜47ページのコンディショニングは、目覚めた直後や就寝前にベッドで行うのもおすすめです。

③ 腕を上げ、指先の力を抜きます。天井方向に、左右交互に、腕を上げたり下ろしたりを繰り返します。リズミカルに行います。

④ 腕の角度を、垂直から、徐々にお腹側に下げていきます。腕が動くことで背骨の捻れを誘導しています。気持ちのよい場所を見つけましょう。

こんな効果が
- 背筋が伸びる
- 肩の動きがよくなる
- 呼吸が楽になる

腰椎クルクルトントン（センターリセット）

一番の悩みは
・・・・・・・・・・・・・
背骨が硬くなった気がする。背が縮んだ。骨盤が立たない。腰痛。

背骨周り下部、腰の部分の骨、腰椎周りのリセットです。ここには、骨盤、股関節をまたいでいる筋肉があり、腰痛の原因になる筋肉でもあります。脚を動かすことで、この腰部の筋肉も同時に動きリセットできます。

スタート 腰椎クルクル

仰向けに寝ます。首の下に丸めたタオルを入れます。肩が浮いている場合は肩の下にもタオルを入れ、脱力した状態を作ります。

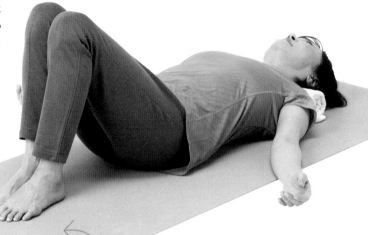

1

脚を揃えて寝ます。両膝の間とおへその位置を揃えて、脚が真ん中になるようにします。膝を揃えたまま、腰幅に左右に、小さく振ります。

ポイント！
・・・・・・・・・・・・・
脱力して、小さく動かしましょう

こんな効果が
- 背筋が伸びる
- 腰が楽になる
- 座るのが楽になる

腰椎トントン

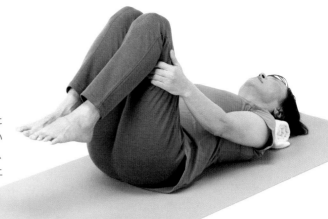

スタート　仰向けに寝ます。首の下に丸めたタオルを入れます。肩が浮いている場合は肩の下にもタオルを入れ、もも裏に手を当てて両脚を持ち上げます。

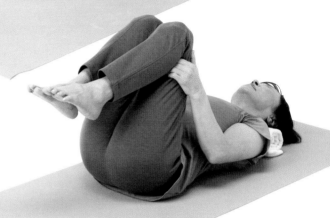

1　持ち上げた脚を手で、自分のほうに小さく引きつけます。膝を揃えたまま両方いっぺんに引きつけます。つま先は脱力します。

2　膝の位置を変えながら行います。腰椎は5個ありますので、股関節の上、おへその上、みぞおちの上と膝の位置を変えて行います。

ポイント！
脱力して、
小さく動かし
ましょう

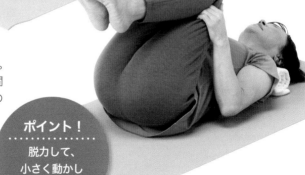

3　脚を揃えたまま、ももをするように脚を前後に動かします。骨盤が左右に動くことで、腰まわりをくまなく、リセットすることができます。

肩ブラ

肩周りの筋肉のリセットです。腕の重さを感じながら、指先を意識して動かすようにしましょう。肩は力が入りやすい場所です。身体を少し倒すことで、肩の力が抜けやすくなりますので、力を抜くことを練習してください。

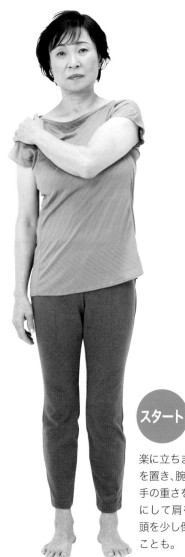

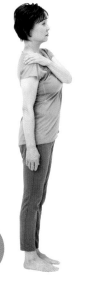

スタート

楽に立ちます。肩の上に手を置き、腕をダラッと下げ、手の重さを肩に預けるようにして肩を少し下げます。頭を少し倒すと力が抜けることも。

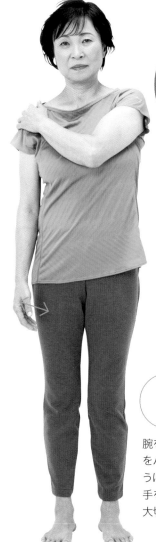

ポイント！
・・・・・・・・・・・・・・・
動きはできるだけ
小さくしましょう

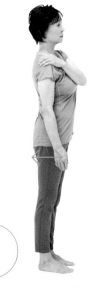

1

腕を小さく振ります。指先をパンツにスリスリするように前後に腕を動かします。手を意識して動かすことが大切です。

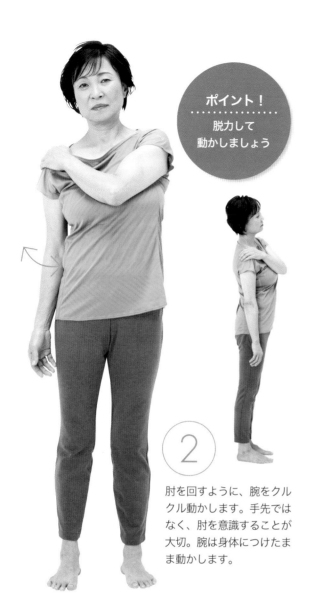

ポイント！
‥‥‥‥‥‥‥‥
脱力して
動かしましょう

②

肘を回すように、腕をクルクル動かします。手先ではなく、肘を意識することが大切。腕は身体につけたまま動かします。

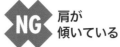 肩が傾いている

力を抜こうと身体を傾けすぎると、背骨に歪みが生じます。腕の重さを感じる程度に下げます。

 大きく動かしている

大きく動かすというのは力が入っているということです。リセットは力を抜いて動かすことが大切。

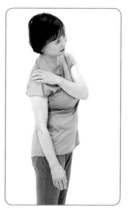

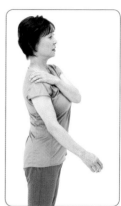

こんな効果が
● 腕が動かしやすくなる
● 肩こりが改善される

知っておいてほしい❶
運動指導者は筋肉の
プロフェッショナル

現場でスクワットしてはいけない理由をお伝えすると、よく「お医者さんがいいって言っていたから」と言われます。医師は、運動のプロではありません。よく

学ばれている方もいらっしゃいます。けれどもなぜいいのか？　あなたはどうすることが大切なのか？　注意点を間違うと、続けているうちに身体を痛めてしまいます。自分の身体に必要なのはどんな運動なのか賢明な判断をしてほしいと思います。

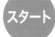

一番の悩みは
肩こり。
首こり。

前屈肩ブラ

より力を抜いた、肩周りの筋肉のリセットです。肩の周りの力を抜くために前屈し、腕を重力から解放します。頭を下げる姿勢で行いますので、特に血圧の高い方は、長い時間下を向かないように、注意しましょう。

スタート

足を少し開いて立ち、身体を前に倒します。膝を少し曲げ、片手をももに添えます。もう一方の腕をダラッと下げます。

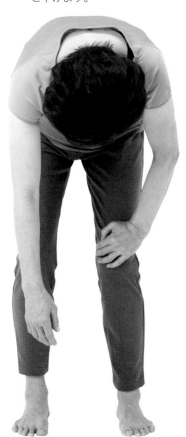

1

下げた手で、小さく円を描くように、動かします。指先に意識を向けることがリセットのポイントです。反対回しの円も描きましょう。

ポイント！
脱力して、
動かしましょう

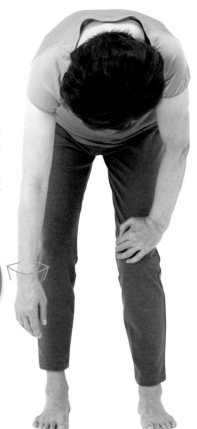

こんな効果が
●腕が動かしやすくなる　●肩こり改善

賢い栄養摂取で若々しく！

皆さんちゃんと食べていますか？

　シニア世代は「食が細くなった」「脂っこいものが食べられなくなった」とよく聞きます。また「肉より魚のほうがシニア向き」「甘いものは脳の栄養だ」そんな間違った栄養常識も蔓延しています。シニア向きの健康食品、サプリなども多く売り出されています。

　「どれを選んでいいかわかりません」「飲みすぎると身体に悪いのでは？」そんな質問をよく受けます。私は取り込まれた栄養が、どんなふうに身体に働くのか？　ということを知る分子栄養学を学んでいます。その中から、シニア世代へのアドバイスを。

「栄養が変わると細胞が変わる」「細胞が変わると人生が変わる」

❶たんぱく質を摂りましょう

❷吸収にはビタミンBが必要。これはサプリでもOK

❸胃腸の働きを活性化しましょう（胃の働きにレモンス水、大根おろしを）

❹腸の働きのために発酵食品、お味噌、納豆、キムチなどを摂りましょう

❺小麦を控えましょう。小麦の未消化たんぱくは腸を傷つけます

❻免疫向上、ストレス対策にビタミンCを摂りましょう

❼鉄分をこまめに摂りましょう。鉄卵（南部鉄）を入れてお湯を沸かしましょう

❽糖質（ごはん、パン、うどん等）は少なめにしましょう

❾おやつは、ゆで卵、つくね、かまぼこ、ちくわ等がおすすめ

❿ちょこちょこ食べがおすすめ

　こんなことをおすすめしています。一回に食べる量は少なくても、たんぱく質のおやつを摂ることで、栄養はまかなわれます。賢い栄養摂取は、あなたを若々しく元気にしてくれますよ！

ヒップボーンターン

一番の悩みは
・・・・・・・・・・・・・・・
腰が重い。
股関節につまり感
がある。

骨盤周りの筋肉のリセットです。仰向けに
寝た状態で、股関節＝脚を動かすことで、
骨盤周りの筋肉を動かします。つま先、膝
に意識を向けながら動かします。特に、脚
の内回し、外回しをきちんと行うことがリ
セット効果につながります。

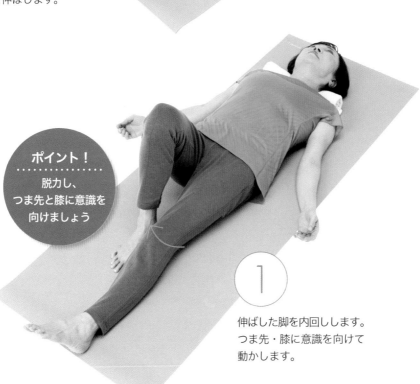

スタート

仰向けに寝ます。首の下に
タオルを入れ、脱力姿勢を
作ります。脚を揃えて膝を
立て、片脚を伸ばします。

ポイント！
・・・・・・・・・・・・・・・
脱力し、
つま先と膝に意識を
向けましょう

①

伸ばした脚を内回しします。
つま先・膝に意識を向けて
動かします。

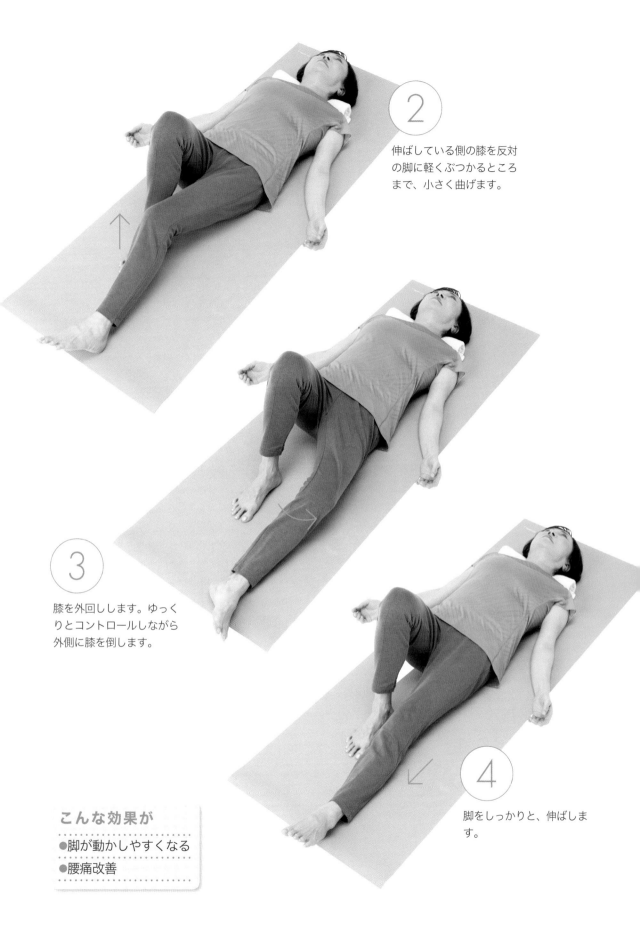

2

伸ばしている側の膝を反対
の脚に軽くぶつかるところ
まで、小さく曲げます。

3

膝を外回しします。ゆっく
りとコントロールしながら
外側に膝を倒します。

4

脚をしっかりと、伸ばしま
す。

こんな効果が
●脚が動かしやすくなる
●腰痛改善

53

首のクルクルトントン

頸椎＝首周りの筋肉のリセットです。仰向けに寝た状態で、頭を動かし、首周りの筋肉を動かします。首下には丸めたタオルを入れ、重力から解放します。ベッドの中でもできます。

スタート

仰向けに寝ます。首の下にタオルを入れ脱力姿勢を作ります。脚を揃えて膝を立てます。

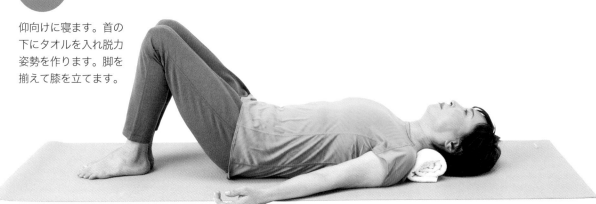

ポイント！
・・・・・・・・・・・
できるだけ小さく
動かしましょう

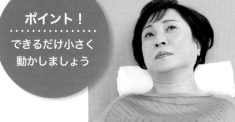
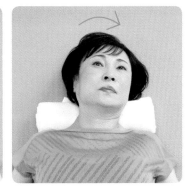

1
頭を横に、イヤイヤをするように、小さく動かします。

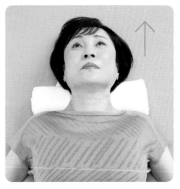
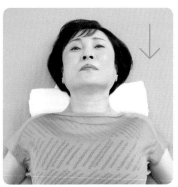

2
頭を縦に、ウンウンと小さくうなずきます。

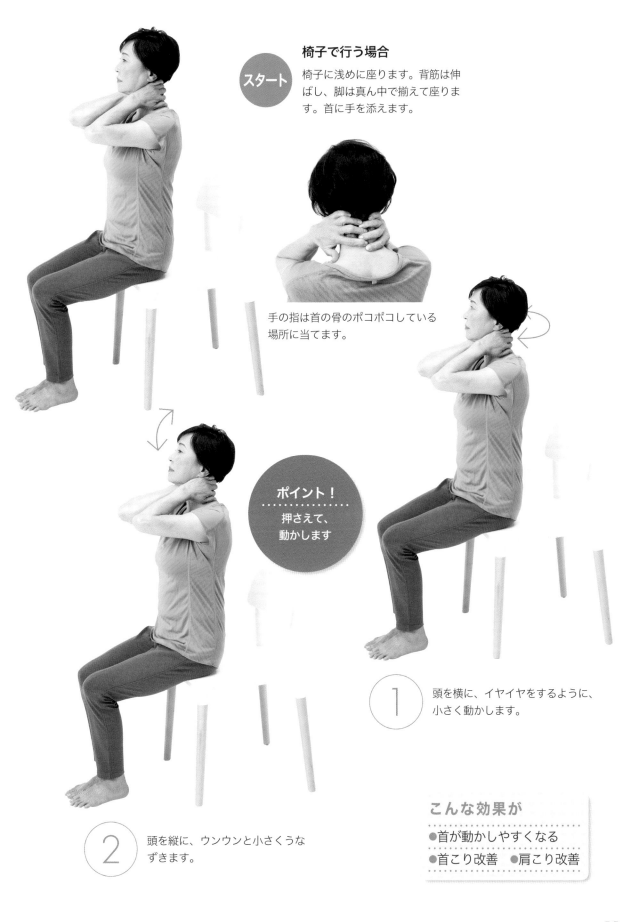

椅子で行う場合

スタート
椅子に浅めに座ります。背筋は伸ばし、脚は真ん中で揃えて座ります。首に手を添えます。

手の指は首の骨のポコポコしている場所に当てます。

ポイント！
押さえて、動かします

① 頭を横に、イヤイヤをするように、小さく動かします。

② 頭を縦に、ウンウンと小さくうなずきます。

こんな効果が
●首が動かしやすくなる
●首こり改善　●肩こり改善

アクティブ
コンディショニング

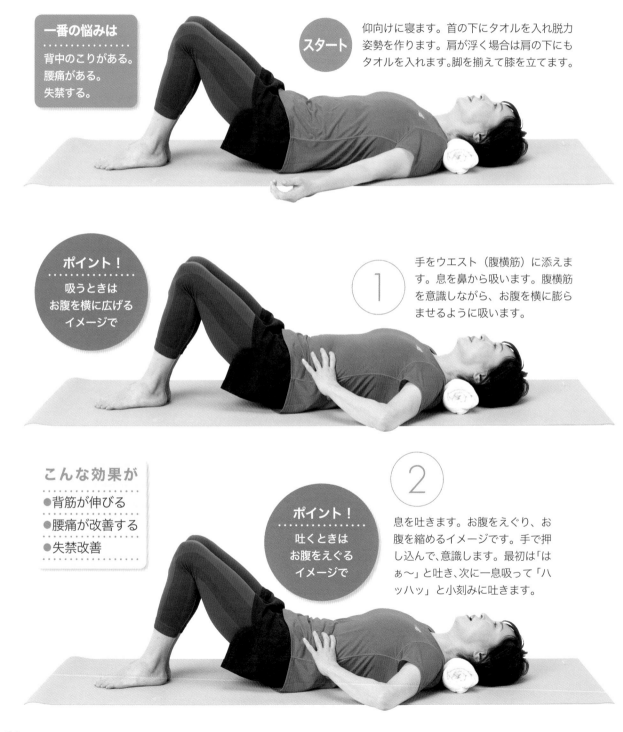

一番の悩みは

背中のこりがある。
腰痛がある。
失禁する。

スタート

仰向けに寝ます。首の下にタオルを入れ脱力姿勢を作ります。肩が浮く場合は肩の下にもタオルを入れます。脚を揃えて膝を立てます。

ポイント！

吸うときは
お腹を横に広げる
イメージで

1

手をウエスト（腹横筋）に添えます。息を鼻から吸います。腹横筋を意識しながら、お腹を横に膨らませるように吸います。

こんな効果が

● 背筋が伸びる
● 腰痛が改善する
● 失禁改善

2

ポイント！

吐くときは
お腹をえぐる
イメージで

息を吐きます。お腹をえぐり、お腹を縮めるイメージです。手で押し込んで、意識します。最初は「はぁ〜」と吐き、次に一息吸って「ハッハッ」と小刻みに吐きます。

アクティブコンディショニングは、使えていない筋肉を正しく動かす方法です。
回数をこなすよりも、正確に行うほうが大切。使っている筋肉を意識しながら
行うのが、リセットコンディショニングとは違います。

脚閉じ呼吸

基本のトレーニングです。息を吐くことで、
コアの筋肉（横隔膜、腹横筋、多裂筋、骨
盤底筋群）を刺激できます。姿勢を保つの
に大切な筋肉です。脚を閉じることで、骨
盤底筋群の刺激も入り、尿漏れ予防にもな
ります。

※呼吸で意識する筋肉はウエストあたり＝腹横筋です。

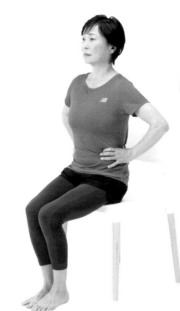

スタート

椅子で行う場合

椅子に浅めに座りま
す。背筋は伸ばし、
脚は真ん中で揃えて
座ります。ウエスト
に手を添えます。

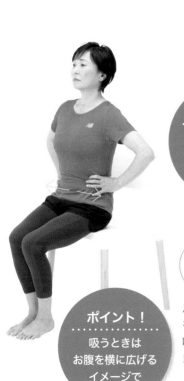

ポイント！

吐くときは
お腹をえぐる
イメージで

ポイント！

吸うときは
お腹を横に広げる
イメージで

① 1

息を鼻から吸います。お腹
を横に、膨らませるように
吸います。背筋は伸ばした
ままで。

② 2

お腹をえぐり、お腹を縮め
るイメージで息を吐きます。
最初は「はぁ〜」と吐き、
次に一息吸って「ハッハッ」
と小刻みに吐きます。

**タオルを
挟みます**

タオルを丸めて、股
間に挟みます。内も
も、骨盤底筋群に意
識を向けられます

レッグカール

一番の悩みは
脚が上がらない。
膝が伸びない。
歩きにくくなった。

もも裏のトレーニングです。この筋肉はハムストリングスといい、本当は歩くために使う筋肉ですが、使えなくなっています。この筋肉をトレーニングするともも前の筋肉が動かしやすくなり、脚が軽くなります。59〜61ページのレッグカールはもも裏を意識できる姿勢で行いましょう。

※レッグカールで意識する筋肉は、ハムストリングス（もも裏）です。

朝、ベッドで行うのもおすすめです

スタート うつ伏せに寝ます。丸めたタオルをおへその下に入れます。脚を揃えて、おでこを手の上にのせます。

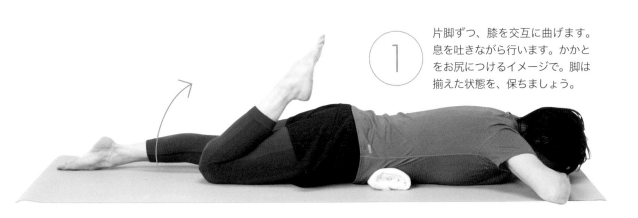

1 片脚ずつ、膝を交互に曲げます。息を吐きながら行います。かかとをお尻につけるイメージで。脚は揃えた状態を、保ちましょう。

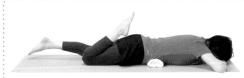

初めは伸ばしている脚が多少浮くかもしれませんが、続けていくと浮かなくなります

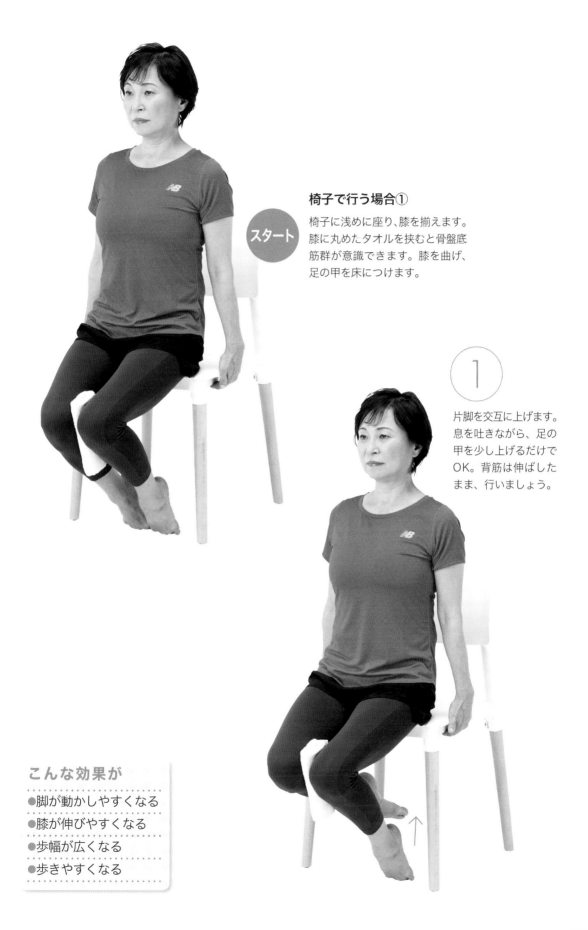

椅子で行う場合①

スタート

椅子に浅めに座り、膝を揃えます。膝に丸めたタオルを挟むと骨盤底筋群が意識できます。膝を曲げ、足の甲を床につけます。

1

片脚を交互に上げます。息を吐きながら、足の甲を少し上げるだけでOK。背筋は伸ばしたまま、行いましょう。

こんな効果が

● 脚が動かしやすくなる
● 膝が伸びやすくなる
● 歩幅が広くなる
● 歩きやすくなる

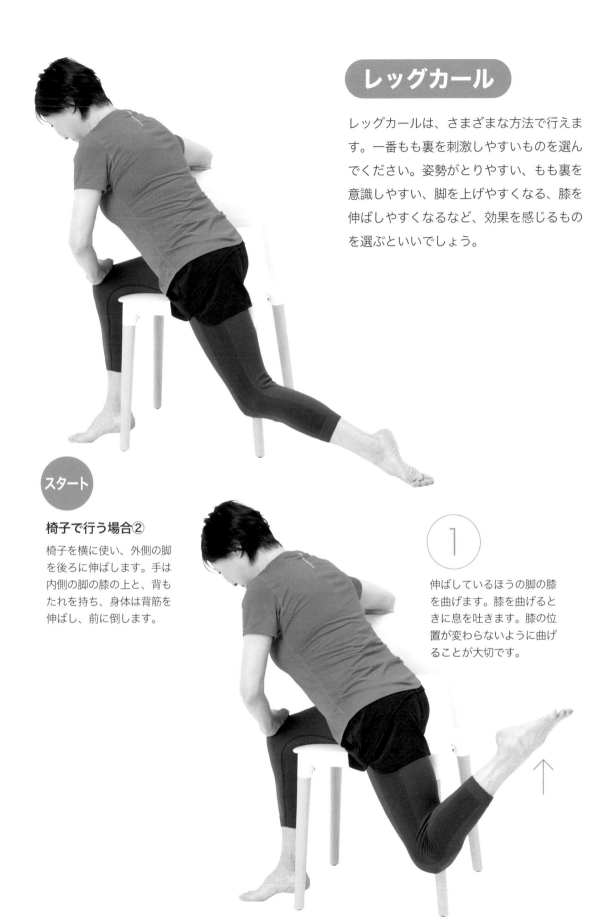

レッグカール

レッグカールは、さまざまな方法で行えます。一番もも裏を刺激しやすいものを選んでください。姿勢がとりやすい、もも裏を意識しやすい、脚を上げやすくなる、膝を伸ばしやすくなるなど、効果を感じるものを選ぶといいでしょう。

スタート

椅子で行う場合②

椅子を横に使い、外側の脚を後ろに伸ばします。手は内側の脚の膝の上と、背もたれを持ち、身体は背筋を伸ばし、前に倒します。

①

伸ばしているほうの脚の膝を曲げます。膝を曲げるときに息を吐きます。膝の位置が変わらないように曲げることが大切です。

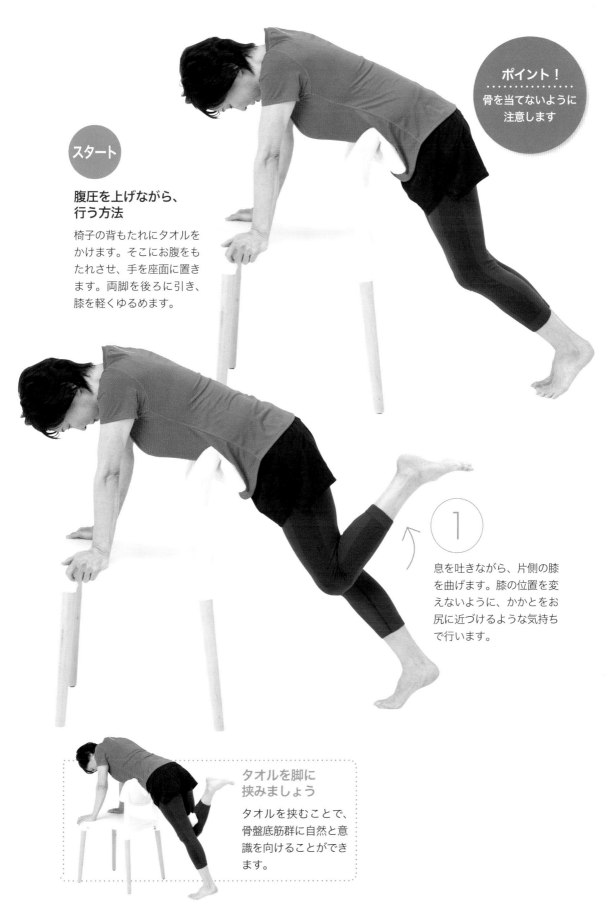

ポイント！
骨を当てないように
注意します

スタート

腹圧を上げながら、行う方法

椅子の背もたれにタオルをかけます。そこにお腹をもたれさせ、手を座面に置きます。両脚を後ろに引き、膝を軽くゆるめます。

1

息を吐きながら、片側の膝を曲げます。膝の位置を変えないように、かかとをお尻に近づけるような気持ちで行います。

タオルを脚に挟みましょう

タオルを挟むことで、骨盤底筋群に自然と意識を向けることができます。

膝の上げ下げ（アブダクション）

一番の悩みは
膝が内側に入る。膝痛や股関節痛がある。

お尻の横、中殿筋、外旋六筋のトレーニングです。この筋肉は、股関節を外回しする筋肉です。シニア世代は股関節が内回しになることが多く、膝が内側に入ります。このことが股関節痛や膝痛の原因になります。

※意識する筋肉は、お尻の横、中殿筋後部、外旋六筋です。

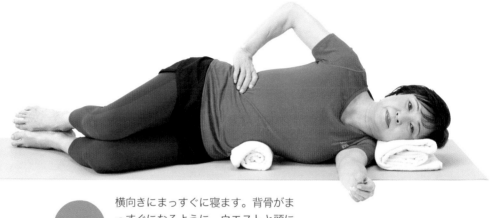

スタート
横向きにまっすぐに寝ます。背骨がまっすぐになるように、ウエストと頭にタオルを入れます。膝を曲げ、上側の手はウエスト（腹横筋）に添えます。

ポイント！
膝だけ開くように上げましょう

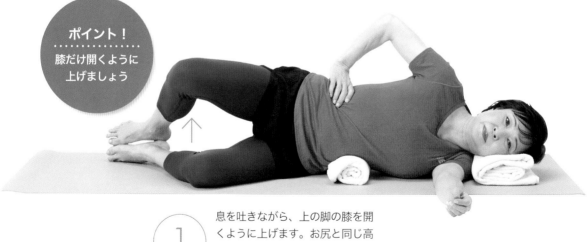

1
息を吐きながら、上の脚の膝を開くように上げます。お尻と同じ高さくらいに上げ、骨盤は動かないようにしましょう。

こんな効果が
●膝がまっすぐになる
●股関節のつまりが取れる
●歩きやすくなる

62

膝の上げ下げ（アダクション）

一番の悩みは
· · · · · · · · · · · · ·
膝が内側に入る。
膝痛や股関節痛が
ある。

内もも、内転筋群のトレーニングです。この筋肉は脚を閉じる動きと同時に、股関節を外回しにする筋肉です。また失禁予防、骨盤底筋群と連動している筋肉です。

※意識する筋肉は、内転筋群（内もも）です。

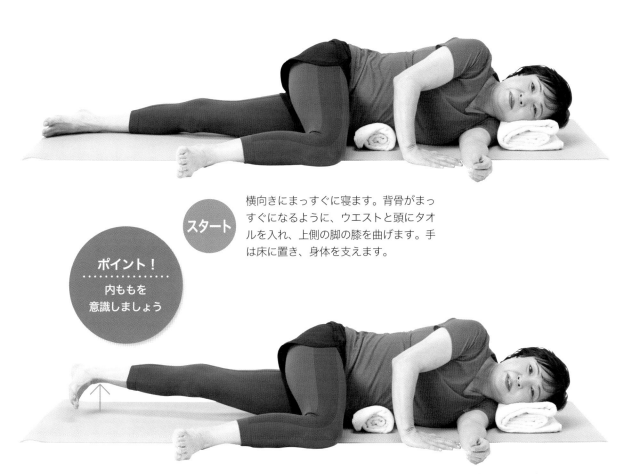

スタート

横向きにまっすぐに寝ます。背骨がまっすぐになるように、ウエストと頭にタオルを入れ、上側の脚の膝を曲げます。手は床に置き、身体を支えます。

ポイント！
· · · · · · · · · · · · ·
内ももを
意識しましょう

1 息を吐きながら、下の脚を上げます。つま先・膝を下に向けるようにしながら、上げましょう。

こんな効果が
· · · · · · · · · · · · · · · · · ·
●膝がまっすぐになる
●股関節のつまりが取れる
●歩きやすくなる
●失禁予防

膝伸ばし（ニーエクステンション）

膝を伸ばす筋肉（大腿四頭筋）のトレーニングです。この筋肉は膝曲がりを改善する大切な筋肉ですが、いつも伸ばされた状態で使われていて、縮みにくくなっています。そのためにもも裏も硬くなってしまっています。このトレーニングの前には、レッグカールを必ず行ってください。裏表のバランスが整います。

※意識する筋肉は、大腿四頭筋（前もも）です。

一番の悩みは
膝曲がりがある。
もも裏が硬い。
膝痛がある。

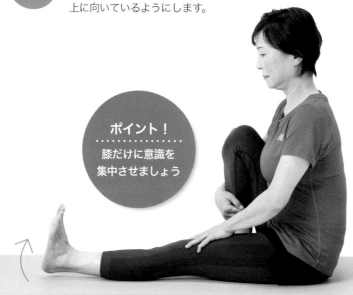

スタート
床に座り、片方の脚を手で引きつけ背筋を伸ばし、反対の脚を伸ばします。腰骨とつま先が一直線になり、膝が真上に向いているようにします。

ポイント！
膝だけに意識を集中させましょう

① 息を吐きながら、かかとを押し出すようにつま先を上げ、膝を伸ばします。伸びづらい場合は、膝のお皿の上の筋肉を、股関節方向にさすります。

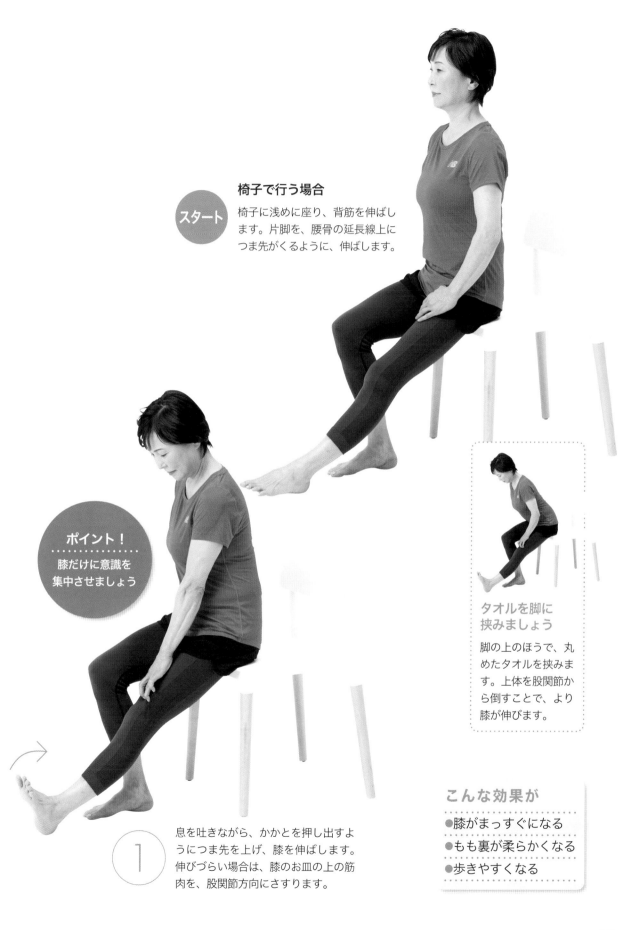

椅子で行う場合

スタート 椅子に浅めに座り、背筋を伸ばします。片脚を、腰骨の延長線上につま先がくるように、伸ばします。

ポイント！
膝だけに意識を
集中させましょう

タオルを脚に挟みましょう

脚の上のほうで、丸めたタオルを挟みます。上体を股関節から倒すことで、より膝が伸びます。

① 息を吐きながら、かかとを押し出すようにつま先を上げ、膝を伸ばします。伸びづらい場合は、膝のお皿の上の筋肉を、股関節方向にさすります。

こんな効果が
●膝がまっすぐになる
●もも裏が柔らかくなる
●歩きやすくなる

膝回旋 （ニーローテーション）

つま先が外に向いてしまっている方に、膝を内回しする筋肉のトレーニングです。膝の捻れを予防します。内もも側にある大きな筋肉4枚のトレーニングで、内もものトレーニングにもなります。

※意識する筋肉は、半腱様筋、半膜様筋、縫工筋、薄筋（内もも）です。

一番の悩みは
膝曲がりがある。
つま先が外に向いている。
膝痛がある。

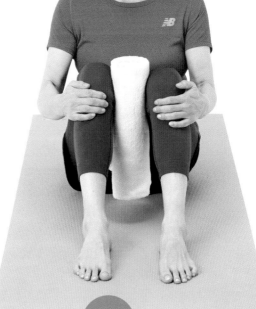

スタート

床に座り、腰幅より少し狭めに脚を開き、ももに丸めたタオルを挟みます。背筋を伸ばして座ります。
※タオルはバスタオルサイズで。

息を吐きながら、膝から下を回すように、つま先を内側に向けます。内ももに効いている感じです。足の指は床につけたまま回します。

ポイント！
親指が浮かないように気をつけましょう

66

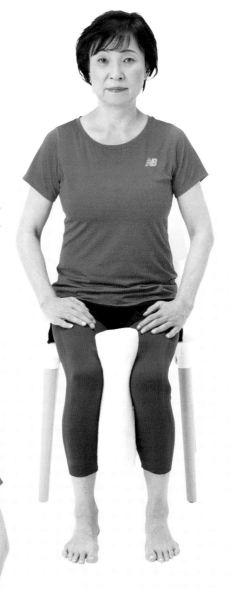

椅子で行う場合

スタート
椅子に浅めに座り、背筋を伸ばします。脚を腰幅に開きます。ももに丸めたタオルを挟みます。
※タオルはバスタオルサイズで。

1
息を吐きながら、膝から下を回すように、つま先を内側に向けます。内ももに効いている感じです。足の指は床につけたまま回します。

ポイント！
親指が浮かないように
気をつけましょう

こんな効果が
- ●膝がまっすぐになる
- ●つま先がまっすぐ向く
- ●歩きやすくなる

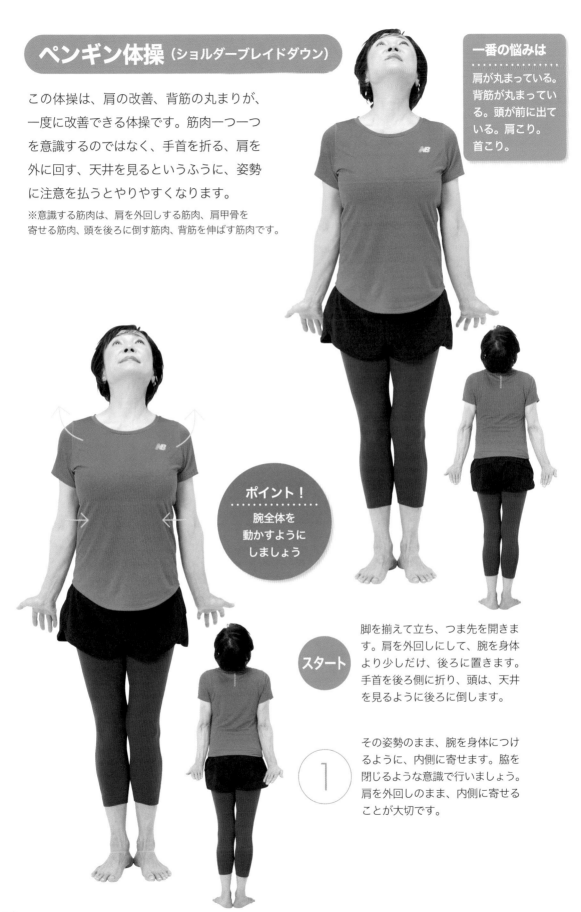

ペンギン体操 （ショルダーブレイドダウン）

この体操は、肩の改善、背筋の丸まりが、一度に改善できる体操です。筋肉一つ一つを意識するのではなく、手首を折る、肩を外に回す、天井を見るというふうに、姿勢に注意を払うとやりやすくなります。

※意識する筋肉は、肩を外回しする筋肉、肩甲骨を寄せる筋肉、頭を後ろに倒す筋肉、背筋を伸ばす筋肉です。

一番の悩みは

肩が丸まっている。背筋が丸まっている。頭が前に出ている。肩こり。首こり。

ポイント！

腕全体を動かすようにしましょう

スタート

脚を揃えて立ち、つま先を開きます。肩を外回しにして、腕を身体より少しだけ、後ろに置きます。手首を後ろ側に折り、頭は、天井を見るように後ろに倒します。

1

その姿勢のまま、腕を身体につけるように、内側に寄せます。脇を閉じるような意識で行いましょう。肩を外回しのまま、内側に寄せることが大切です。

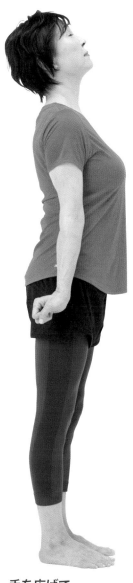

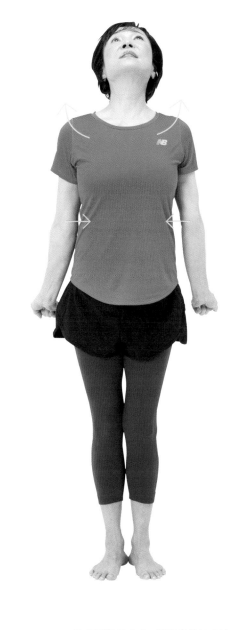

**手を広げて
やりにくい場合は**

 脚を揃えて立ち、つま先を開きます。肩を外回しにして、腕を身体より少しだけ、後ろに置きます。掌をグーにしてから、手首を後ろ側に折り、頭は、天井を見るように後ろに倒します。

① その姿勢のまま、腕を身体につけるように、内側に寄せます。脇を閉じるような意識で行いましょう。肩を外回しのまま、内側に寄せることが大切です。

こんな効果が
- ●背筋が伸びる
- ●頭がちゃんとした位置に戻る
- ●肩こりや首こりが改善

首伸展 (ネックエクステンション)

首の後ろの筋肉のトレーニングです。首が前に出ている方は、首の後ろの筋肉で頭をきちんと支えられていない状態です。頭を後ろに倒す、顎を上げるような意識で行いましょう。上がりにくい場合は手で顎を押してサポートします。

※意識する筋肉は、首の後ろの筋肉です。

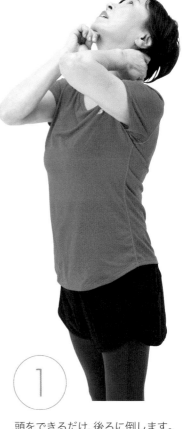

一番の悩みは

頭が前に出ている。背筋が丸まっている。肩こり。首こり。

スタート

脚を揃えて立ち、つま先を開きます。背筋を伸ばして立ちます。片手を首の骨がポコポコ出ている場所に当てます。

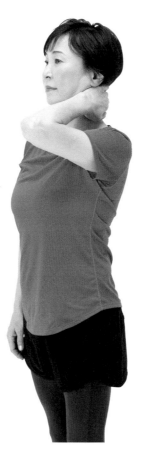

① 頭をできるだけ、後ろに倒します。このとき背中をまっすぐに保つようにお腹に力を入れて支えます。息を吐きながら、顎をさらに上げます。手を入れ替えて行いましょう。

手は首の出ている骨のところに

手は首のポコポコ出ている骨(棘突起)に。首の筋肉がついている場所です。筋肉が使いやすくなります。

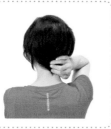

こんな効果が

● 頭がちゃんとした位置に戻る

● 背筋が伸びる

● 肩こりや首こりが改善

足裏パワーポジション

足の使い方のトレーニングです。足裏のどこに体重をかけるのかを意識しながら床を押すことで、足にある26個の骨を支える筋肉を正しく働かせるトレーニングです。

※意識するのは、足の指のすぐ下です。

一番の悩みは
....
つまずきやすい。すり足で歩いている。足首が硬い。

ポイント！
....
指はまっすぐにしましょう

スタート

椅子に浅く座ります。腰骨の延長線上に膝があり、その真下につま先をまっすぐにします。股関節を折り、手を膝上に置きます。

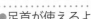

① 足指を伸ばし、ちょっと浮かせます。指の真下で床を押します。足の甲を、前に向けるように、かかとを高く上げます。身体を倒すと体重が足裏パワーポジションにのります。左右交互に行います。

こんな効果が

- 足首が使えるようになる
- 歩きやすくなる
- 足裏がつらくなくなる

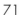

つまずきやすい。
すり足で歩いてい
る。足首が硬い。
歩くと足が疲れる。
足裏がつる。

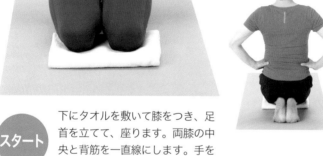

サムライシット

足の使い方のトレーニングです。かかとに
お尻をのせることで、足裏に体重がかかり
ます。両膝の中央と、背骨を一直線に保ち、
足裏で左右に体重移動することで、足を柔
らかく使えるようになります。

※意識するのは、足裏パワーポジションです。

写真のように足を揃えて、
お尻をのせることが理想で
すが、揃えられない場合は
少し足を開いてもかまいま
せん。

スタート 下にタオルを敷いて膝をつき、足
首を立てて、座ります。両膝の中
央と背筋を一直線にします。手を
ウエスト（腹横筋）に添えます。

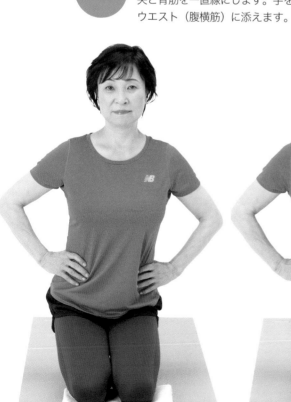

1

真ん中を意識し、息を吐き
ながら足の裏の荷重を左右
に変化させます。右足の小
指側と左足の親指側に加重
し、そして反対へと移動し
ます。

ポイント！
身体の真ん中を
意識しましょう

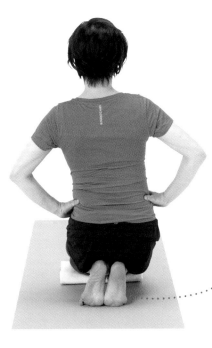

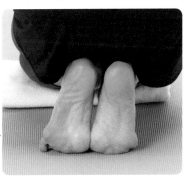

後ろから見ると、左右に荷重変化させてもかかと同士が離れず、指のつけ根がしっかり床についています。

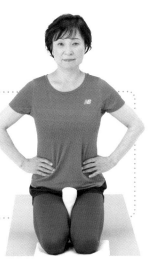

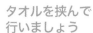
タオルを挟んで行いましょう

内ももに丸めたタオルを挟んで行うと、骨盤底筋群も一緒にトレーニングできます。

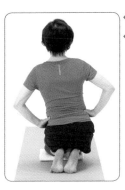

NG 大きく動かしている

お尻や上体を左右に振って、大きく動こうとすると、足のトレーニングにならないので気をつけましょう。

やりにくい人は

膝の下に敷くタオルの枚数を増やしてみましょう。お風呂の中で行うと楽にできます。

こんな効果が

● 足首が使えるようになる

● 歩きやすくなる

● 足裏がつらくなくなる

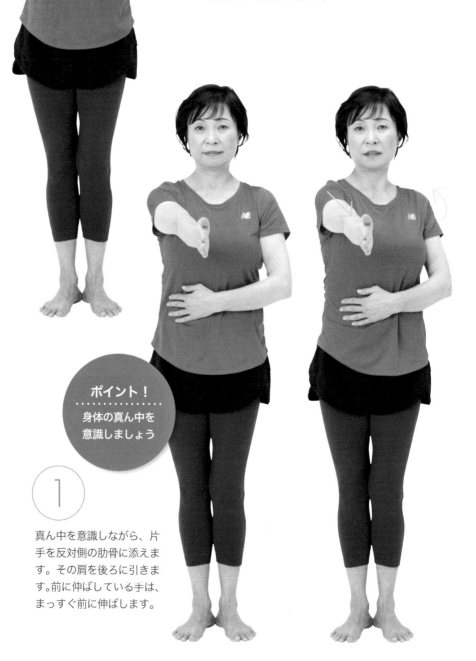

一番の悩みは

歩くときに上体が
揺れる。
歩くと疲れる。

スタート

脚を揃えて立ちます。
つま先を開き、真ん中
を意識します。かかと
中央・おへそ・眉間の
真ん中が一直線です。
手を胸の前で合わせま
す。

回旋（ローテーション）

軸回旋のトレーニング。私たちは真ん中の
感覚が大切です。この感覚が狂うと歩くと
きに身体が左右にぶれたり、前屈みになっ
て歩くようになります。シニア世代の方は、
自分の真ん中を確認することが楽に歩ける、
速く歩ける、疲れづらくなるためには必要
です。

※意識するのは真ん中軸です。

ポイント！

身体の真ん中を
意識しましょう

1

真ん中を意識しながら、片
手を反対側の肋骨に添えま
す。その肩を後ろに引きま
す。前に伸ばしている手は、
まっすぐ前に伸ばします。

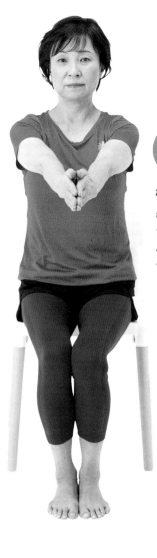

スタート

椅子で行う場合

椅子に浅めに座り、両脚を揃えます。かかと中央、両膝の中央、おへそ、眉間の真ん中が、一直線です。手を胸の前で合わせます。

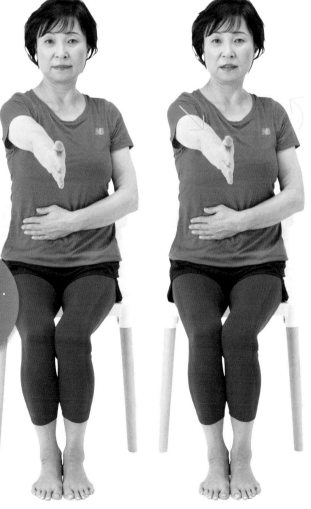

ポイント！

身体の真ん中を
意識しましょう

① 真ん中を意識し、片手を反対側の肋骨に添えます。その肩を後ろに引きます。前に伸ばしている手は、まっすぐ前に伸ばします。

かかと上げ下げ（ストレートカーフレイズ）

中心軸を安定させるトレーニングです。真ん中を意識しながら、かかとを持ち上げます。シンプルな動きですが、中心軸を意識しながらの、重心移動です。足裏パワーポジションで床を押し、おへそをまっすぐ上に持ち上げます。

※意識するのは、真ん中軸です。

一番の悩みは
重心が落ちている。

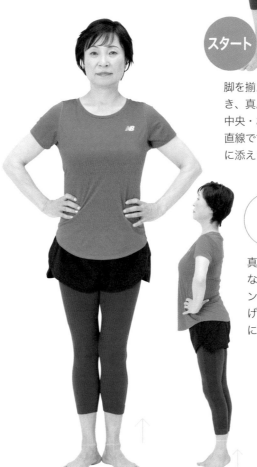

スタート

脚を揃えて立ちます。つま先を開き、真ん中を意識します。かかと中央・おへそ・眉間の真ん中が一直線です。手をウエスト（腹横筋）に添えます。

身体はまっすぐに引き上げる

足裏パワーポジションで床を押したとき、身体を真上に上げます。前傾したら、かかとの高さを調整します。

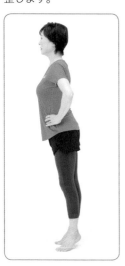

1

真ん中を意識し、息を吐きながら足裏パワーポジションで床を押し、かかとを上げます。身体全体まっすぐに上げます。

こんな効果が

● 背が伸びた気がする
● すっすっと歩ける

コンディショニングの基本

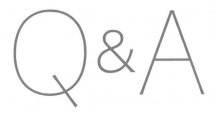

Q いつ行うと効果が上がりますか？

　コンディショニングはいついつ行いましょう……という決まりはありません。お風呂の中でも行える種目もありますし、寝る前に布団の中でも、ＴＶを見ながらでも行えます。大切なのは、少しずつでもいいので、毎日行うということです。

Q どれくらいの回数を行うのがいいですか？

　リセットコンディショニングの回数はありません。変化が出るまで行うことが大切です。アクティブコンディショニングは、筋持久力を強化したいので、20回から50回。1回に行うのではなく、回数を少なくして分けて行ってもいいです。

Q 小さな動きで本当にいいですか？

　リセットはできるだけ小さな動きで、力を抜いた状態で行うことをおすすめします。アクティブは大きく動かすと、使わなくていい筋肉まで使う代償動作が起きてしまいます。

Q 運動がずっと苦手だったのですが、それでも上手にできますか？

　コンディショニングは、赤ちゃんのときに、無意識で行っていたトレーニングの再現。動きは簡単ですので、どなたにでも行えます。ただし、動き方を忘れている場合は丁寧に行いましょう。

股関節伸ばし（ヒップエクステンション）

お尻のトレーニングで、股関節曲がりを改善します。これは、大殿筋という筋肉で、姿勢を支える筋肉です。ここが使えないと、前屈みの姿勢になってしまいます。

※意識するのは、大殿筋（お尻）です。

朝ベッドで行うのもおすすめです

一番の悩みは
股関節曲がりがある。股関節に違和感がある。歩幅が狭くなった。

スタート うつ伏せに寝ます。おへその下に丸めたタオルを入れ、手の上におでこをのせます。片足の足首を立て膝を伸ばします。

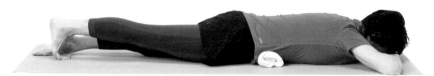

1 真ん中を意識し、息を吐きながら、脚を上げます。腰骨は床につけたまま、行いましょう。

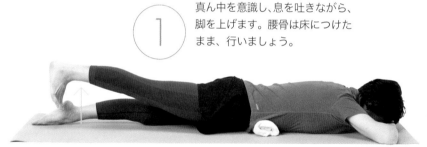

こんな効果が
- ●歩幅が広くなった
- ●歩くスピードが上がった
- ●股関節が楽になった

知っておいてほしい❹

マグネシウム不足に注意しましょう

もう一つの不調。足がつる、朝起きると身体が強張っている、なんとなくこっている……これらの症状は、マグネシウム不足です。骨粗鬆症予防のためにカルシウムを摂りすぎていることも原因です。マグネシウムは、栄養摂取では吸収されづらく、経皮吸収（皮膚からの吸収）できる入浴剤がおすすめです。「エプソムソルト」入りと書いてあるものがおすすめ。炭酸浴と一緒だとなお効果的です。

健康な人生を手に入れましょう

「鍛えれば元気になれる」という幻想。「運動する気力がないから」「年にあらがえない」そんな心理的な老化は吹き飛ばしましょう！　コンディショニングは、頑張る必要はありません。ゆるゆるとできます。大切なのは心持ち。この筋肉は私を元気にしてくれるんだなぁと意識します。

　意識する筋肉は3つ。身体をまんべんなく使うことが大切なので、使ってほしい筋肉は、最低3つです。スクワットがその運動ではありません。その他は骨格次第です（8〜11ページを参照）。

❶腕の裏側（肩・腕の後ろ側）　**❷もも裏**

❸コア（身体の中心の筋肉）

　日本人は勤勉な国民性を持っています。頑張ることが美徳だとも思っています。でもシニアの人生は、自分の身体を大切に考え、自分を労いながら、過ごしたいと思いませんか？

　私は体育、身体について学び、どうすれば健康に生きていけるのかということをまじめに考えてきました。その結果、科学的なことを、わかりやすくお伝えしたい、間違った情報を正したいという気持ちが高まってきました。人生100年時代に突入し、シニアの方が些細なことで転倒し、整形外科で手術を告げられ、その後寝たきりになったというのを見るにつけ、何とか予防できないかと真剣に考えてきました。

　毎日の生活に、コンディショニングというエッセンスを加えるだけで、健康な人生を手に入れることができます。頑張らなくてもいい運動です。コンディショニングは皆様の健康な人生のお手伝いを約束します。

令和2年4月　有吉与志恵

有吉与志恵 （ありよし・よしえ）

コンディショニングトレーナー。一般社団法人日本コンディショニング協会（NCA）会長。
株式会社ハースコーポレーション最高技術責任者（CTO）。
福岡県出身。中学・高校時代はスプリンターとして活躍。日本体育大学卒業。運動
指導者として30年以上のキャリアを積み、筋肉を鍛えるよりも整えることで、体調と
体型を劇的に改善できる「コンディショニングメソッド」を確立。高齢者から現役アス
リートまで、幅広い層へのセルフコンディショニング指導のほか、学校や企業、地方
自治体向けの講演・講習会や指導者の育成にも情熱を注いでいる。著書に『40歳か
らの肉体改造』（筑摩書房）、『コンディショニングスタートブック』（学研プラス）、『ラン
ナーのためのコンディショニング』（ベースボール・マガジン社）など多数。

モデル 藤口理恵子 （ふじぐち・りえこ）

健康運動指導士。日本コンディショニング協会認定 プロフェッショナルコンディショ
ニングトレーナー。日本体育大学卒業。学生時代は体操競技選手として活躍。現在
は新潟で健康指導などを行う㈲新潟医学協会事業社代表取締役をつとめる。

ブックデザイン	Certo Tokyo
撮影	伊藤泰寛／コンディショニング、柏原力／取材（ともに本社写真部）
ヘア＆メイク	村田真弓
イラストレーター	仲島綾乃

講談社の実用BOOK

“頑張らない運動”で若返る！
シニアのクルクルトントン体操

2020年6月11日　第1刷発行

著者	有吉与志恵
発行者	渡瀬昌彦
発行所	株式会社　講談社
	〒112-8001　東京都文京区音羽2-12-21
編集	03-5395-3527
販売	03-5395-3606
業務	03-5395-3615
印刷所	凸版印刷株式会社
製本所	大口製本印刷株式会社